Marina Olsson
Park Min-Jae

Long COVID

Ein medizinischer Ratgeber für Betroffene und Angehörige

bup

Marina Olsson
Park Min-Jae

Long COVID

Ein medizinischer Ratgeber für Betroffene und Angehörige

ISBN: 978-3-68904-431-2
Bestellnummer: 1400 (Taschenbuch)
Auch als eBook verfügbar

© Bremen University Press, 2024.
Die Nutzung des Manuskripts im Ganzen oder in Teilen ohne vorherige schriftliche Zustimmung des Verlags ist nicht zulässig.

Erste Auflage
Mai 2024
Printed in the European Union
bup@bremenuniversitypress.com
www.bremenuniversitypress.com

Marina Olsson
Park Min-Jae

Long COVID

Ein medizinischer Ratgeber für Betroffene und Angehörige

Übersicht

EINLEITUNG	6
ERKENNTNISSE ZU DEN MÖGLICHEN URSACHEN VON LONG COVID	17
HÄUFIGE SYMPTOME VON LONG COVID UND DEREN AUSWIRKUNGEN	59
NEUROLOGISCHE UND KOGNITIVE SYMPTOME	86
PSYCHOLOGISCHE UND EMOTIONALE SYMPTOME, LANGZEITFOLGEN	101
DIAGNOSEVERFAHREN	114
BEHANDLUNGSANSÄTZE ZUR BEKÄMPFUNG VON LONG COVID	141
AKTUELLE FORSCHUNG UND ENTWICKLUNGEN ZU LONG COVID	157
HERAUSFORDERUNGEN UND AUSBLICK	192

Inhaltsverzeichnis

A. EINLEITUNG 6

II. Definition von Long COVID und Abgrenzung zum akuten COVID-19   7
III. Bedeutung des Themas im Kontext der globalen Gesundheitslage   8
IV. Statistische Daten zur Verbreitung und zu den betroffenen Demographien   10
   A. Verbreitung von Long COVID   10
   B. Betroffene Gruppen   11
   C. Schwere der ursprünglichen COVID-19-Erkrankung   13
   D. Sozioökonomische und ethnische Faktoren   14

B. ERKENNTNISSE ZU DEN MÖGLICHEN URSACHEN VON LONG COVID 17

I. Virale Persistenz   17
   A. Virale Persistenz und ihre möglichen Effekte   18
   B. Forschungsrichtungen und Herausforderungen   19
   C. Auswirkungen auf Organe   20
II. Immunreaktionen   21
   A. Immundysregulation bei Long COVID   22
   B. Chronische Entzündungsreaktionen   22
   C. Autoimmunität   23
III. Weitere Ursachen für Long COVID   26
   A. Vaskuläre Schäden   26
   B. Mikrovaskuläre Schäden   27
   C. Beitrag zu Long COVID-Symptomen   27
   D. Forschungsansätze und therapeutische Möglichkeiten   28
IV. Neurologische Auswirkungen   28
   A. Direkte Invasion von Gehirnzellen durch das Virus   29
   B. Indirekte Auswirkungen durch Entzündungsprozesse   30
V. Endotheliale Dysfunktion   31
   A. Rolle des Endothels   31
   B. Mechanismen der Endothelschädigung durch COVID-19   31
   C. Klinische Auswirkungen der Endothelschädigung   33
   D. Forschung und Behandlung   33
VI. Genetische, physiologische und umweltbedingte Risikofaktoren   34

A. Genetische Faktoren — 34
B. Physiologische Faktoren — 40
C. Umweltbedingte Faktoren — 43
VII. Die Rolle der ursprünglichen COVID-19-Erkrankungsschwere — 46
A. Schwere der Infektion und Entzündungsreaktion — 47
B. Betroffene Systeme während der akuten Infektion — 47
C. Implikationen für Behandlung und Prävention — 48
D. Immunsystem und Entzündungsreaktion — 49
E. Vorhandene Organschäden — 50
F. Psychologische Auswirkungen — 51
VIII. Zusammenhänge zwischen Impfung und Long COVID — 53
A. Reduzierung des Risikos schwerer Erkrankungen — 54
B. Verringerung des Risikos von Long COVID — 56

C. HÄUFIGE SYMPTOME VON LONG COVID UND DEREN AUSWIRKUNGEN — 59

I. Erschöpfung (Fatigue) — 59
A. Beschreibung der Symptome — 59
B. Charakteristika der Erschöpfung bei Long COVID — 60
C. Mögliche Ursachen — 60
D. Auswirkungen auf das tägliche Leben — 61
E. Behandlungsansätze — 63
F. Medikamentöse Behandlung — 69
II. Atembeschwerden — 72
A. Beschreibung der Symptome — 72
B. Auswirkungen auf das tägliche Leben — 73
C. Behandlungsansätze — 74
III. Herz-Kreislauf-Probleme — 80
A. Beschreibung der Herz-Kreislauf-Symptome — 81
B. Auswirkungen auf die Lebensqualität — 82
C. Langfristige gesundheitliche Risiken — 82

D. NEUROLOGISCHE UND KOGNITIVE SYMPTOME — 86

I. Brain Fog (Kognitive Beeinträchtigung) — 86
A. Symptome — 86
B. Behandlungsansätze — 88

II. KOPFSCHMERZEN	**90**
A. CHARAKTERISTIKA DER KOPFSCHMERZEN	90
B. MANAGEMENT UND BEHANDLUNG	92
III. SENSORISCHE STÖRUNGEN	**93**
A. VERÄNDERUNGEN IM GERUCHS- UND GESCHMACKSSINN	93
B. VISUELLE STÖRUNGEN	94
C. VERÄNDERTE EMPFINDLICHKEIT FÜR BERÜHRUNGEN	96
D. AUSWIRKUNGEN AUF SICHERHEIT UND ALLTAGSLEBEN	97
E. MANAGEMENT UND BEHANDLUNG	98

E. PSYCHOLOGISCHE UND EMOTIONALE SYMPTOME, LANGZEITFOLGEN 101

I. PSYCHOLOGISCHE UND EMOTIONALE SYMPTOME	**101**
A. ANGSTZUSTÄNDE UND DEPRESSIONEN	101
B. SCHLAFSTÖRUNGEN	103
C. EMOTIONALE ERSCHÖPFUNG	105
II. LANGZEITFOLGEN WIE PTSD	**105**
A. SYMPTOME	106
B. AUSWIRKUNGEN	107
C. BEHANDLUNG DER PSYCHOLOGISCHEN SYMPTOME	109

F. DIAGNOSEVERFAHREN 114

I. DIAGNOSTISCHEN KRITERIEN VON LONG COVID NACH WHO UND CDC	**114**
A. WELTGESUNDHEITSORGANISATION (WHO)	114
B. CENTERS FOR DISEASE CONTROL AND PREVENTION (CDC)	115
II. UNTERSUCHUNGEN, DIE ZUR IDENTIFIKATION VON LONG COVID-SYMPTOMEN EINGESETZT WERDEN	**116**
A. BLUTTESTS	117
B. BILDGEBENDE VERFAHREN	119
C. KARDIOLOGISCHE UNTERSUCHUNGEN	120
D. LUNGENFUNKTIONSPRÜFUNGEN	122
E. NEUROLOGISCHE UND KOGNITIVE BEWERTUNGEN	124
III. HERAUSFORDERUNGEN UND LIMITATIONEN IN DER DIAGNOSESTELLUNG	**131**
A. VARIABILITÄT DER SYMPTOME	131
B. MANGEL AN SPEZIFISCHEN TESTS	133
C. ÜBERLAPPUNG MIT ANDEREN ERKRANKUNGEN	134

D. Subjektive Natur einiger Symptome	136
E. Mangelnde Anerkennung und Verständnis	138

G. BEHANDLUNGSANSÄTZE ZUR BEKÄMPFUNG VON LONG COVID — 141

I. Hausärzte	141
II. Spezialisten	141
III. Therapeuten	142
IV. Ernährungsberater	143
V. Pflegepersonal und soziale Unterstützung	143
VI. Medikamentöse Therapien, ihre Wirksamkeit und mögliche Nebenwirkungen	144
A. Medikamente zur Linderung von Erschöpfung und zur Energiegewinnung	144
B. Medikamente gegen neurologische und kognitive Symptome	145
C. Medikamente zur Behandlung von Atembeschwerden	145
D. Kardiovaskuläre Medikamente	146
E. Antivirale und immunmodulierende Therapien	146
VII. Nicht-medikamentöse Therapien wie Physiotherapie, Ergotherapie und spezielle Atemübungen	147
A. Physiotherapie	147
B. Ergotherapie	148
C. Spezielle Atemübungen	148
D. Kognitive Rehabilitation	149
E. Psychologische Unterstützung	149
F. Ernährungstherapie	149
G. Soziale Unterstützung	150
VIII. Psychologische Unterstützungsangebote und Verhaltenstherapien zur Bewältigung von Angst und Depression	150
A. Kognitive Verhaltenstherapie	151
B. Achtsamkeitsbasierte Therapien	151
C. Interpersonelle Psychotherapie	152
D. Gruppentherapie	152
E. Expositionstherapie	153
IX. Wichtigkeit von Ernährung, ausreichender Flüssigkeitsaufnahme und angepasstem körperlichem Training	154
A. Wichtigkeit von Ernährung	154
B. Bedeutung der Flüssigkeitsaufnahme	155

C. BEDEUTUNG VON ANGEPASSTEM KÖRPERLICHEM TRAINING 155

H. AKTUELLE FORSCHUNG UND ENTWICKLUNGEN ZU LONG COVID 157

I. RECOVER INITIATIVE (USA) 157
II. PHOSP-COVID STUDIE (VEREINIGTES KÖNIGREICH) 158
III. COVID-LTI (LONG-TERM IMPACT OF INFECTION) STUDIE (EUROPA) 159
IV. DECIPHER (UK) 161
V. LONG COVID-19-STUDIEN IN AUSTRALIEN 162
VI. ZUKÜNFTIGE THERAPIEANSÄTZE, DIE SICH IN DER ENTWICKLUNG BEFINDEN 164
A. ANTIVIRALE MEDIKAMENTE 164
B. IMMUNMODULATOREN 167
C. NEUROPATHISCHE SCHMERZMITTEL 171
D. IMPFSTOFFE GEGEN LONG COVID 174
E. ZELLBASIERTE THERAPIEN 176
VII. LÜCKEN IN DER AKTUELLEN FORSCHUNG UND DIE NOTWENDIGKEIT WEITERER STUDIEN 178
A. VERSTÄNDNIS DER PATHOPHYSIOLOGIE 178
B. IDENTIFIKATION VON BIOMARKERN 181
C. ENTWICKLUNG UND EVALUIERUNG VON BEHANDLUNGEN 183
D. VIELFALT UND INKLUSION IN STUDIEN 185
E. LANGZEITFOLGEN UND DEREN MANAGEMENT 188
F. PSYCHOLOGISCHE UND SOZIALE AUSWIRKUNGEN 189

HERAUSFORDERUNGEN UND AUSBLICK 192

A. Einleitung

In den letzten Jahren hat die globale Gesundheitsgemeinschaft eine beispiellose Herausforderung erlebt: die COVID-19-Pandemie. Während ein Großteil der Forschung und öffentlichen Aufmerksamkeit sich auf die akuten Aspekte der Erkrankung konzentrierte, hat sich mittlerweile ein neues, komplexes Phänomen in den Vordergrund gedrängt: Long COVID.

Dieses Buch widmet sich diesem Phänomen, das durch eine Vielzahl lang anhaltender Symptome charakterisiert wird, die nach der initialen Erholung von einer SARS-CoV-2-Infektion persistieren.

Long COVID umfasst ein breites Spektrum klinischer Manifestationen, das von anhaltender Müdigkeit und Atemproblemen bis hin zu neurologischen und kardiovaskulären Störungen reicht. Diese Erkrankung stellt nicht nur für Patienten, sondern auch für Ärzte, Forscher und Gesundheitssysteme weltweit eine erhebliche Herausforderung dar.

Das Ziel dieses Fachbuchs ist es, Wissen zu und Verständnis von Long COVID zu vermitteln, einschließlich der epidemiologischen, physiologischen und klinischen Aspekte. Es bietet aktuelle Forschungsergebnisse, evidenzbasierte Behandlungsansätze und interdisziplinäre Managementstrategien. Es richtet sich in erster Linie an

Betroffene, Angehörige und interessiertes Fachpublikum.

II. Definition von Long COVID und Abgrenzung zum akuten COVID-19

Long COVID, auch als Post-COVID-19-Syndrom bekannt, bezeichnet einen Zustand, bei dem Symptome nach einer anfänglichen COVID-19-Infektion weiterhin bestehen oder neue Symptome nach der Genesung auftreten. Dieser Zustand kann sich manifestieren, wenn Symptome über Wochen oder Monate andauern und die Lebensqualität der Betroffenen erheblich beeinträchtigen. Long COVID ist nicht auf diejenigen beschränkt, die eine schwere akute Erkrankung hatten; auch Personen mit anfänglich milden Symptomen können betroffen sein.

Im Gegensatz dazu bezieht sich der akute COVID-19 auf die Phase der direkten viralen Infektion, in der die Symptome typischerweise innerhalb von zwei Wochen nach der Ansteckung auftreten und sich meist innerhalb weniger Wochen vollständig zurückbilden. Die akute Phase ist durch Symptome wie Fieber, Husten und Atembeschwerden gekennzeichnet und kann in schweren Fällen zu Krankenhausaufenthalten führen.

Long COVID umfasst eine breite Palette von Symptomen wie Müdigkeit, Atemprobleme, Brustschmerzen, Gelenk- und Muskelschmerzen, neurologische Störungen, kognitive Beeinträchtigungen ("Brain Fog"),

Stimmungsschwankungen und weitere. Diese Symptome von Long COVID können intermittierend oder kontinuierlich über längere Zeiträume auftreten und haben oft einen schubweisen Verlauf, bei dem sich die Symptome zeitweise verbessern oder verschlechtern.

Die Abgrenzung zwischen akutem COVID-19 und Long COVID ist wichtig, da sie unterschiedliche Behandlungs- und Managementansätze erfordert. Während die Behandlung von akutem COVID-19 oft auf die unmittelbare Verringerung der Viruslast und die Behandlung von Atemsymptomen abzielt, konzentriert sich die Behandlung von Long COVID auf ein multidisziplinäres Vorgehen zur Linderung der anhaltenden Symptome und zur Verbesserung der Lebensqualität der Betroffenen.

III. Bedeutung des Themas im Kontext der globalen Gesundheitslage

Das Thema Long COVID hat eine erhebliche Bedeutung im Kontext der globalen Gesundheitslage, insbesondere da die COVID-19-Pandemie weltweit Millionen von Menschen infiziert hat. Die Langzeitfolgen dieser Infektion werfen wichtige Fragen für das Gesundheitssystem, die Wirtschaft und die Gesellschaft im Allgemeinen auf.

Erstens stellt Long COVID eine erhebliche Belastung für die Gesundheitssysteme dar. Viele Betroffene benötigen langfristige medizinische Betreuung, die von allgemeinmedizinischen bis zu spezialisierten Therapien reicht.

Dies erhöht den Druck auf bereits belastete Gesundheitssysteme, die auch mit den akuten Fällen von COVID-19 und anderen medizinischen Bedürfnissen umgehen müssen.

Zweitens hat Long COVID wirtschaftliche Konsequenzen. Personen, die an lang anhaltenden Symptomen leiden, können oft nicht arbeiten oder sind in ihrer Arbeitsfähigkeit eingeschränkt, was zu Arbeitsausfällen und einer verminderten Produktivität führt. Dies hat weitreichende Auswirkungen auf die Wirtschaft, einschließlich erhöhter Kosten für Gesundheitsleistungen und Sozialleistungen.

Drittens beeinflusst Long COVID die öffentliche Wahrnehmung und das Management von COVID-19. Es unterstreicht die Notwendigkeit, auch nach dem Abklingen der akuten Phase der Pandemie wachsam zu bleiben. Die anhaltende Präsenz von Long COVID erfordert öffentliche Gesundheitsstrategien, die über die akute Infektionsbekämpfung hinausgehen und Rehabilitations- und Unterstützungsdienste für Betroffene umfassen.

Viertens hat Long COVID soziale und psychologische Auswirkungen. Viele Menschen erleben aufgrund ihrer Symptome soziale Isolation oder Depressionen. Dies betont die Notwendigkeit von psychosozialer Unterstützung und Bewusstseinsbildung für die Bedingungen von Long COVID.

Insgesamt zeigt das Thema Long COVID, wie wichtig es ist, pandemische Krankheiten ganzheitlich zu betrachten, einschließlich der Langzeitwirkungen, die sie auf Individuen und Gesellschaften haben können. Angesichts der globalen Verbreitung von COVID-19 und der Anzahl der Menschen, die potenziell langfristige Folgen erleiden könnten, bleibt Long COVID ein zentrales Thema in der globalen Gesundheitsdiskussion.

IV. Statistische Daten zur Verbreitung und zu den betroffenen Demographien

Die statistischen Daten zur Verbreitung von Long COVID und zu den betroffenen Demographien variieren je nach Studie und Region, geben jedoch einen Einblick in das Ausmaß und die Komplexität des Problems. Einige Schlüsselinformationen und Trends können aus verschiedenen internationalen Untersuchungen abgeleitet werden

a. Verbreitung von Long COVID

Die Angaben zur Verbreitung von Long COVID variieren stark, was größtenteils auf die unterschiedlichen Methoden der Datenerhebung, den Zeitpunkt der Nachuntersuchung und die unterschiedlichen Definitionen des Zustandes zurückzuführen ist.

Studien und Schätzungen zu Long COVID zeigen, dass etwa 10% bis über 30% der Menschen, die sich mit dem

Coronavirus infizieren, später anhaltende oder neue Symptome entwickeln.

Die breite Variation in den Prozentsätzen kann auch durch demografische Faktoren beeinflusst sein, wie das Alter der Betroffenen, bestehende Vorerkrankungen und sogar die Schwere der ursprünglichen COVID-19-Erkrankung. Zudem spielt die Qualität der Gesundheitssysteme und der Zugang zu medizinischer Versorgung eine Rolle, wie gut und wie früh Long COVID erkannt und behandelt wird.

Diese Unsicherheiten in der Datenlage erschweren es, genaue Vorhersagen über die langfristigen Auswirkungen von Long COVID auf die Gesellschaft und das Gesundheitssystem zu treffen. Deshalb wird weiterhin intensiv geforscht, um bessere Diagnoseverfahren zu entwickeln, die verschiedenen Symptome und deren Verläufe besser zu verstehen und letztendlich wirksamere Behandlungsmethoden zu finden.

b. Betroffene Gruppen

Long COVID zeigt eine deutliche Variation in der Betroffenheit verschiedener demografischer Gruppen. Während das Syndrom grundsätzlich Personen aller Altersstufen betreffen kann, gibt es bestimmte Gruppen, die eine höhere Prävalenz aufweisen.

Erwachsene mittleren Alters und ältere Erwachsene sind häufiger von Long COVID betroffen. Dies könnte teilweise daran liegen, dass ältere Menschen generell ein höheres Risiko für schwerere Verläufe von COVID-19 haben und daher möglicherweise anfälliger für anhaltende Nachwirkungen der Krankheit sind. Die höhere Prävalenz bei dieser Gruppe könnte auch auf eine bereits bestehende Belastung durch andere chronische Gesundheitszustände zurückzuführen sein, die durch COVID-19 verschärft werden könnten.

Interessanterweise gibt es auch eine auffällige Geschlechterdifferenz bei Long COVID: Frauen berichten überproportional häufiger über lang anhaltende Symptome als Männer.

Dies könnte auf mehrere Faktoren zurückzuführen sein. Erstens könnten biologische Unterschiede, wie Immunantwort und hormonelle Faktoren, eine Rolle spielen. Frauen haben tendenziell eine stärkere Immunreaktion, die sie einerseits vor vielen Infektionen schützt, die andererseits aber auch zu einer höheren Rate an Autoimmunerkrankungen führt, was möglicherweise die Langzeitsymptome von COVID-19 beeinflusst. Zweitens könnten soziale und verhaltensbedingte Faktoren eine Rolle spielen, wie die unterschiedlichen Rollen, die Männer und Frauen in der Gesellschaft und im Gesundheitsverhalten einnehmen.

Auch Kinder und Jugendliche sind nicht immun gegen Long COVID, obwohl die Symptome in diesen Gruppen tendenziell seltener und oft weniger schwer sind als bei Erwachsenen. Dennoch ist es wichtig, die Langzeitfolgen der COVID-19-Erkrankung auch bei jüngeren

Altersgruppen zu beachten, insbesondere weil sie das Wachstum und die Entwicklung beeinträchtigen können.

Die genauen Mechanismen, die zu diesen Unterschieden in der Anfälligkeit und den Symptomen von Long COVID führen, sind Gegenstand aktueller Forschungen. Dieses Wissen ist entscheidend, um gezielte Behandlungsstrategien zu entwickeln, die auf die Bedürfnisse spezifischer Bevölkerungsgruppen abgestimmt sind.

c. Schwere der ursprünglichen COVID-19-Erkrankung

Die Schwere der ursprünglichen COVID-19-Erkrankung spielt eine erkennbare Rolle bei der Entwicklung von Long COVID, jedoch ist die Beziehung zwischen der Schwere der anfänglichen Infektion und dem anschließenden Auftreten von Langzeitsymptomen komplex und nicht vollständig linear. Personen, die während ihrer initialen COVID-19-Erkrankung schwerere Symptome aufwiesen, insbesondere jene, die hospitalisiert wurden oder Sauerstoffunterstützung benötigten, zeigen tatsächlich ein höheres Risiko, an Long COVID zu leiden. Diese Beobachtung lässt sich teilweise dadurch erklären, dass eine schwerere Infektion eine intensivere und länger andauernde Reaktion des Immunsystems auslösen könnte, was wiederum zu einer größeren Wahrscheinlichkeit von anhaltenden Entzündungsprozessen und daraus resultierenden Symptomen führt.

Interessanterweise ist aber auch festzustellen, dass selbst Personen, die ursprünglich nur milde Symptome von COVID-19 zeigten, Long COVID entwickeln können. Dies deutet darauf hin, dass die Pathogenese von Long COVID nicht ausschließlich von der initialen Krankheitsschwere abhängt. Die Gründe dafür sind vielfältig und könnten genetische Prädispositionen, individuelle Unterschiede im Immunsystem und möglicherweise bisher unbekannte virale oder immunologische Faktoren umfassen.

Diese Erkenntnisse verdeutlichen die Notwendigkeit, Long COVID als ein vielschichtiges Syndrom zu betrachten, das durch eine Kombination von biologischen, immunologischen und möglicherweise auch sozialen Faktoren beeinflusst wird. Forscher sind bestrebt, die Mechanismen, die zu Long COVID führen, weiter zu entschlüsseln, um sowohl präventive Maßnahmen als auch therapeutische Ansätze zu verbessern, die nicht nur auf diejenigen abzielen, die schwer erkrankt waren, sondern auch auf die, die ursprünglich mildere Verläufe hatten.

d. Sozioökonomische und ethnische Faktoren

Die Beobachtung sozioökonomischer und ethnischer Disparitäten bei der Häufigkeit von Long COVID ist ein weiterer wichtiger Aspekt, der zeigt, wie gesellschaftliche Ungleichheiten sich auf gesundheitliche Ergebnisse auswirken können. In den USA und im Vereinigten

Königreich haben Studien in der Tat gezeigt, dass ethnische Minderheiten und Personen aus sozioökonomisch benachteiligten Schichten höhere Raten von Long COVID aufweisen könnten. Dies spiegelt ein breiteres Muster gesundheitlicher Disparitäten wider, das auch bei anderen Krankheiten beobachtet wird.

Verschiedene Faktoren tragen zu diesen Unterschieden bei. Einer der wesentlichen Faktoren ist die unterschiedliche Exposition gegenüber dem Virus, die oft durch Arbeitsbedingungen beeinflusst wird, da Personen aus niedrigeren sozioökonomischen Schichten häufiger in Berufen arbeiten, die sie nicht aus der Ferne ausüben können und die regelmäßigen Kontakt mit anderen Menschen erfordern. Darüber hinaus haben ethnische Minderheiten und sozioökonomisch benachteiligte Gruppen oft einen schlechteren Zugang zu Gesundheitsdiensten, was frühzeitige Diagnosen und Behandlungen verzögern kann und somit das Risiko für langfristige Folgen wie Long COVID erhöht.

Weitere soziale Determinanten der Gesundheit, wie Wohnbedingungen, Ernährungssicherheit und allgemeine Lebensumstände, spielen ebenfalls eine Rolle. Beengte Wohnverhältnisse und geringere Zugänge zu gesundheitlicher Versorgung können die Übertragungsraten erhöhen und gleichzeitig die Erholung von der Krankheit behindern.

Die fortlaufende Forschung zu Long COVID ist entscheidend, um diese komplexen Interaktionen besser zu verstehen und um wirksame Strategien zu entwickeln, die gezielt auf die am stärksten betroffenen Gruppen abgestimmt sind. Zukünftige Studien und umfassendere Datensätze werden es ermöglichen, maßgeschneiderte Interventionen zu entwickeln, die nicht nur medizinische, sondern auch soziale Unterstützungsmaßnahmen umfassen, um die Ungleichheiten in der Gesundheitsversorgung zu verringern und die Resilienz gegenüber Long COVID in allen Bevölkerungsschichten zu verbessern.

B. Erkenntnisse zu den möglichen Ursachen von Long COVID

Die wissenschaftliche Gemeinschaft untersucht intensiv die möglichen Ursachen von Long COVID, um wirksame Behandlungen und Managementstrategien zu entwickeln. Es gibt mehrere Hypothesen, die versuchen, die anhaltenden Symptome und die Vielfalt der Erfahrungen von Betroffenen zu erklären. Zwei zentrale Bereiche, die in der Forschung besonders hervorgehoben werden, sind die virale Persistenz und die Immunreaktionen.

I. Virale Persistenz

Die Hypothese, dass persistierende Viruspartikel oder Virusfragmente eine Rolle bei Long COVID spielen könnten, ist eine der Schlüsselideen, die derzeit erforscht wird, um die vielfältigen und anhaltenden Symptome, die einige Menschen nach einer Infektion mit SARS-CoV-2 erleben, zu erklären. Diese Hypothese stützt sich auf Beobachtungen und Studienergebnisse, die darauf hindeuten, dass das Virus oder Teile davon in einigen Fällen länger als erwartet in bestimmten Körpergeweben nachweisbar bleiben können.

Die Möglichkeit, dass RNA-Fragmente oder sogar intakte SARS-CoV-2-Viren nach der akuten Infektionsphase in verschiedenen Organen verbleiben, eröffnet wichtige Perspektiven für das Verständnis von Long COVID. Solche Erkenntnisse stützen sich auf detaillierte Studien, die die Präsenz von Virusmaterial in Geweben auch lange nach der initialen Genesung aufzeigen. Diese Beobachtungen haben zu mehreren Theorien geführt, wie persistierendes Virusmaterial langfristige Gesundheitsprobleme verursachen könnte.

a. Virale Persistenz und ihre möglichen Effekte

- Überleben des Virus in Zellreservoiren: Die Hypothese, dass das Virus in bestimmten Zelltypen überlebt, basiert auf der Entdeckung, dass SARS-CoV-2 in der Lage ist, sich in Zellen einzunisten, die normalerweise nicht schnell erneuert werden. Beispielsweise könnten Zellen im Gastrointestinaltrakt oder Neuronen im zentralen Nervensystem als Langzeitreservoire für das Virus dienen. Da diese Zellen eine längere Lebensdauer haben und nicht regelmäßig erneuert werden, könnte das Virus in ihnen verbleiben und eine chronische, wenn auch schwache, Immunreaktion hervorrufen. Diese anhaltende Immunaktivität kann zu Entzündungen führen, die sich durch verschiedene Symptome wie Müdigkeit, Gehirnnebel und Verdauungsprobleme manifestieren.
- Chronische Entzündungsreaktionen: Selbst, wenn das Virus nicht mehr infektiös ist, können die verbleibenden viralen RNA-Fragmente

weiterhin als Antigene wirken, die das Immunsystem aktivieren. Diese anhaltende Immunreaktion kann zu einer chronischen Entzündung führen, die verschiedene Organsysteme beeinträchtigt und so zu den vielfältigen Symptomen von Long COVID beiträgt.

- Autoimmunreaktionen: Eine weiterführende Theorie betrifft die Möglichkeit einer Autoimmunreaktion. Wenn virale Proteine oder RNA-Fragmente persistieren, könnte das Immunsystem fälschlicherweise körpereigene Zellen, die ähnliche molekulare Muster aufweisen, als fremd erkennen und angreifen. Diese Autoimmunreaktion könnte eine breite Palette von Symptomen verursachen, abhängig davon, welche Zellen oder Gewebe betroffen sind.

b. Forschungsrichtungen und Herausforderungen

Die Erforschung dieser Theorien stellt die Wissenschaft vor mehrere Herausforderungen. Zuerst muss bestätigt werden, in welchen Geweben und in welchem Ausmaß virale Fragmente oder intakte Viren verbleiben können. Dies erfordert fortgeschrittene virologische und histopathologische Techniken. Zweitens muss der kausale Zusammenhang zwischen der Präsenz dieser Fragmente und den Symptomen von Long COVID geklärt werden, was die Entwicklung von Modellen erfordert, die diese chronischen Zustände nachahmen können.

Schließlich erfordert die Entwicklung effektiver Behandlungen für Long COVID ein besseres Verständnis der zugrunde liegenden Mechanismen. Dazu gehören mögliche antivirale Therapien, die gezielt verbleibende Virusreservoirs eliminieren, sowie Immunmodulatoren, die die durch das Virus ausgelöste überschießende oder fehlgeleitete Immunreaktion korrigieren können.

Die laufende Forschung zu diesen Aspekten wird entscheidend sein, um die langfristigen Auswirkungen von SARS-CoV-2 besser zu verstehen und zu behandeln. Angesichts der globalen Tragweite der Pandemie und der großen Anzahl von Menschen, die potenziell an Long COVID leiden, ist es von entscheidender Bedeutung, die Mechanismen zu entschlüsseln, die hinter diesen anhaltenden Symptomen stehen.

c. Auswirkungen auf Organe

Die Persistenz des Virus in Organen wie dem Darm oder dem Gehirn könnte viele der berichteten Langzeitsymptome von Long COVID erklären. Beispielsweise könnte eine anhaltende Viruspräsenz im Darm zu langfristigen Veränderungen in der Darmflora und damit verbundenen Verdauungsproblemen führen. Im Gehirn könnte die anhaltende virale Aktivität zu neurologischen und kognitiven Beeinträchtigungen führen, einschließlich des oft berichteten "Brain Fog".

Die Forschung in diesem Bereich ist noch in den Anfängen und die genauen Mechanismen, durch die persistierende Viruspartikel oder -fragmente Long COVID-Symptome verursachen, sind noch nicht vollständig verstanden. Es sind umfangreiche Studien erforderlich, um:

- Die Prävalenz und Lokalisation persistierender Viruspartikel in verschiedenen Geweben zu bestimmen.
- Die Mechanismen zu klären, durch die diese Partikel anhaltende Symptome auslösen könnten.
- Die Beziehung zwischen Viruspersistenz und der Schwere sowie der Dauer von Long COVID-Symptomen zu verstehen.

Die weitere Erforschung dieser Hypothese könnte nicht nur wichtige Einblicke in die Pathologie von Long COVID liefern, sondern auch zu gezielteren Behandlungsstrategien führen, die darauf abzielen, die Quellen der anhaltenden viralen Aktivität im Körper zu eliminieren oder zu kontrollieren. Dies könnte letztendlich dazu beitragen, die Lebensqualität von Long COVID-Patienten erheblich zu verbessern.

II. Immunreaktionen

Die Theorie, dass Long COVID durch eine Fehlregulation oder Überreaktion des Immunsystems verursacht wird, ist eine weitere Schlüsselannahme in der aktuellen Forschung zu den langfristigen Auswirkungen von COVID-19. Diese Immunreaktion, die nach dem Abklingen der akuten Infektion weiterhin aktiv bleibt, könnte eine zentrale Rolle bei der Entwicklung der anhaltenden und oft debilitierenden Symptome von Long COVID spielen.

a. Immundysregulation bei Long COVID

Das Immunsystem ist darauf ausgelegt, Infektionen zu bekämpfen und den Körper vor Schäden zu schützen. Normalerweise sollte es nach erfolgreicher Bekämpfung eines Pathogens wie SARS-CoV-2 wieder in einen Ruhezustand zurückkehren. Bei einigen Long COVID-Patienten scheint dieser Rückkehrprozess jedoch gestört zu sein. Das Immunsystem bleibt in einem aktivierten Zustand, möglicherweise aufgrund von verbleibenden viralen Antigenen oder durch eine fehlgeleitete Wahrnehmung von Körpereigenem Material als fremd.

b. Chronische Entzündungsreaktionen

Eine der Hauptfolgen einer solchen anhaltenden Immunaktivität ist die chronische Entzündung. Bei Long COVID-Patienten wurden erhöhte Spiegel von Zytokinen festgestellt, die wichtige Mediatoren in der Immunantwort sind. Diese Zytokine, darunter Interleukine und Tumornekrosefaktoren, sind wesentlich bei der Steuerung von Entzündungsprozessen. Ihre erhöhte Präsenz kann zu einer Reihe von Symptomen führen, wie:

- Müdigkeit: Eine der häufigsten Beschwerden bei Long COVID, oft verbunden mit einer allgemeinen Immundysfunktion.
- Gelenkschmerzen: Entzündungen in den Gelenken oder umgebendem Gewebe können zu persistierenden Schmerzen führen.
- Neurologische Beeinträchtigungen: Die als "Brain Fog" bekannten kognitiven Einschränkungen können durch neuroinflammatorische Prozesse verstärkt werden, die die Gehirnfunktion beeinträchtigen.

c. Autoimmunität

Die Theorie, dass Autoimmunreaktionen eine signifikante Rolle bei Long COVID spielen, stützt sich auf das Konzept der molekularen Mimikry und der Freisetzung versteckter Antigene. Diese Mechanismen können dazu führen, dass das Immunsystem nach einer SARS-CoV-2-Infektion weiterhin aktiv bleibt oder sogar körpereigene Zellen angreift.

aa. Molekulare Mimikry

Molekulare Mimikry tritt auf, wenn Teile des Virusstrukturen ähnlich denen bestimmter körpereigener Proteine sind. Das Immunsystem, das darauf trainiert ist, das Virus zu erkennen und zu bekämpfen, kann dann fälschlicherweise auch körpereigene Zellen angreifen, die diesen viralen Proteinen ähneln. Dieser Mechanismus könnte zu einer Vielzahl von Symptomen führen, je nachdem, welche Zellen oder Gewebe betroffen sind. Beispielsweise könnten neurologische Symptome entstehen, wenn neuronale Proteine Ziel einer solchen fehlgeleiteten Immunantwort werden.

bb. Freisetzung von Antigenen

Während der akuten Infektionsphase können durch Zellschäden normalerweise versteckte Antigene freigesetzt werden. Diese exponierten Antigene können dann vom Immunsystem als fremd erkannt werden, was zu einer weiteren Autoimmunreaktion führt. Diese Reaktion kann chronische Entzündungen und damit verbundene Symptome wie Gelenkschmerzen und anhaltende Müdigkeit verursachen.

cc. Studien zu Immunreaktionen und Zytokinmustern

Forschungen konzentrieren sich darauf, die spezifischen Muster der Immunantwort, einschließlich der Zytokinproduktion, bei Long COVID-Patienten zu entschlüsseln. Zytokine, kleine Proteine, die von Immunzellen freigesetzt werden, spielen eine zentrale Rolle bei der Steuerung der Entzündungsreaktion. Durch das Verständnis dieser Muster können Forscher besser identifizieren, welche Immunreaktionen bei Long COVID dysreguliert sind.

dd. Entwicklung von Biomarkern und Immunmodulatoren

Ein Schlüsselbereich der aktuellen Forschung ist die Identifizierung von Biomarkern, die eine frühzeitige Diagnose von Long COVID ermöglichen. Diese Biomarker könnten auch helfen, die Schwere der Erkrankung vorherzusagen und die am besten geeigneten therapeutischen Ansätze auszuwählen. Gleichzeitig werden Therapien erforscht, die gezielt die dysregulierten Immunreaktionen modifizieren oder unterdrücken können. Immunmodulatoren könnten dabei helfen, die überschießende Immunantwort zu dämpfen und gleichzeitig die notwendige Immunabwehr gegen andere Pathogene aufrechtzuerhalten.

Die Herausforderung besteht darin, Therapien zu entwickeln, die spezifisch genug sind, um die dysregulierte Immunantwort bei Long COVID zu modulieren, ohne das Immunsystem in seiner Gesamtfunktion zu schwächen. Zukünftige Forschungsansätze müssen auch die langfristigen Auswirkungen dieser Therapien berücksichtigen und sicherstellen, dass sie nicht zu unerwünschten Nebeneffekten führen.

Das tiefergehende Verständnis der Rolle des Immunsystems in der Pathogenese von Long COVID ist entscheidend, um wirksame und sichere Behandlungen zu entwickeln, die die Lebensqualität der Betroffenen verbessern, ohne ihre allgemeine Immunität zu kompromittieren. Dies erfordert eine enge Zusammenarbeit zwischen Forschern, Klinikern und Patienten, um maßgeschneiderte und effektive Interventionsstrategien zu entwickeln.

III. Weitere Ursachen für Long COVID

Darüber hinaus gibt es noch weitere Faktoren und Mechanismen, die als mögliche Ursachen für Long COVID erforscht werden.

a. Vaskuläre Schäden

COVID-19 kann erhebliche Auswirkungen auf das Gefäßsystem haben und Blutgerinnungsstörungen auslösen.

Eine der bemerkenswertesten Wirkungen von COVID-19 ist die Neigung zu verstärkter Blutgerinnung. Das Virus kann eine Hyperkoagulabilität auslösen, also einen Zustand, in dem das Blut leichter gerinnt. Dies kann zu Thrombosen und Embolien führen, bei denen Blutgerinnsel sich in den Blutgefäßen bilden und diese blockieren. Solche Ereignisse sind besonders gefährlich, wenn sie in den großen oder kleinen Gefäßen des Gehirns, Herzens oder der Lungen auftreten.

b. Mikrovaskuläre Schäden

COVID-19 ist auch mit Schäden an den kleinen Gefäßen, den sogenannten Mikrogefäßen, assoziiert. Diese kleinen Gefäße sind für die Blutversorgung von Organen und Geweben verantwortlich. Ihre Schädigung kann zu einer verminderten Blutversorgung führen, was die Funktion der betroffenen Organe beeinträchtigen kann. Die Beeinträchtigung der Mikrozirkulation kann zu Sauerstoffmangel in verschiedenen Geweben führen, was eine Reihe von Symptomen wie Müdigkeit und Schwäche verursacht.

c. Beitrag zu Long COVID-Symptomen

- Müdigkeit: Eine der häufigsten Beschwerden bei Long COVID ist Müdigkeit, die durch eine Vielzahl von Faktoren, einschließlich vaskulärer Probleme, verstärkt werden kann. Eine schlechte Blutzirkulation aufgrund von Mikrogefäßschäden kann die Sauerstoff- und Nährstoffversorgung der Zellen beeinträchtigen, was zu anhaltender Müdigkeit und Energiemangel führt.
- Gehirnnebel: Neurologische Symptome wie Konzentrationsschwierigkeiten und Gedächtnisprobleme können teilweise durch mikrovaskuläre Schäden im Gehirn verursacht werden. Eine beeinträchtigte Blutzirkulation im Gehirn kann zu einer suboptimalen Versorgung der neuronalen Zellen mit Sauerstoff und anderen wichtigen

Nährstoffen führen, was die kognitive Funktion beeinträchtigt.

d. Forschungsansätze und therapeutische Möglichkeiten

Die Forschung konzentriert sich zunehmend darauf, diese vaskulären Komplikationen besser zu verstehen und zu behandeln. Therapeutische Ansätze könnten Medikamente umfassen, die die Blutgerinnung modulieren, die Mikrozirkulation verbessern oder die endotheliale Funktion stärken. Solche Behandlungen zielen darauf ab, die Blutflussdynamik zu normalisieren und dadurch die Symptome zu reduzieren, die durch vaskuläre Schäden verursacht werden.

Somit lässt sich sagen, dass die vaskulären Effekte von COVID-19 ein zentraler Faktor bei der Entwicklung von Long COVID sein können. Die kontinuierliche Forschung und Entwicklung gezielter Therapien sind entscheidend, um die Mechanismen zu verstehen, die zu diesen langfristigen Gesundheitsproblemen führen, und um wirksame Behandlungen bereitzustellen, die die Lebensqualität der Betroffenen verbessern.

IV. Neurologische Auswirkungen

Die Auswirkungen von COVID-19 auf das Nervensystem sind ein weiterer wesentlicher Forschungsschwerpunkt, der zunehmend Beachtung findet, da Beweise für sowohl direkte als auch indirekte Effekte des Virus auf das Gehirn und das weitere Nervensystem gesammelt werden. Diese Effekte können langfristige Konsequenzen haben und zu den neurologischen Symptomen beitragen, die bei einigen Patienten als Teil von Long COVID auftreten.

a. Direkte Invasion von Gehirnzellen durch das Virus

Es gibt zunehmend Hinweise darauf, dass SARS-CoV-2 die Fähigkeit besitzt, direkt in Gehirnzellen einzudringen. Dies könnte durch die Nutzung des ACE2-Rezeptors geschehen, der nicht nur in den Atemwegen, sondern auch auf Neuronen und anderen Zellen im zentralen Nervensystem exprimiert wird. Die direkte Invasion des Virus kann zu einer viralen Enzephalitis führen, einer Entzündung des Gehirns, die neuronale Schäden verursachen kann. Solche Schäden können sich in einer Vielzahl von Symptomen äußern, darunter kognitive Defizite, Gedächtnisprobleme, Verwirrung und in schweren Fällen neurologische Beeinträchtigungen wie Krampfanfälle.

b. Indirekte Auswirkungen durch Entzündungsprozesse

Neben der direkten viralen Invasion gibt es auch indirekte Mechanismen, durch die COVID-19 das Nervensystem beeinträchtigen kann:

- Zytokinsturm: Eine schwere akute Reaktion auf SARS-CoV-2 kann zu einem Übermaß an Entzündungszytokinen führen, einem Phänomen, das als Zytokinsturm bekannt ist. Diese überschießende Immunreaktion kann auch das Gehirn betreffen, was zu einer Entzündung führt, die die Blut-Hirn-Schranke beeinträchtigen und kognitive Funktionen stören kann.
- Autoimmunreaktionen: Wie bereits erwähnt, kann COVID-19 autoimmunähnliche Reaktionen auslösen, bei denen das Immunsystem irrtümlich körpereigene neuronale Zellen angreift. Diese Reaktionen können zu einer anhaltenden Entzündung im Gehirn führen, die neurologische und kognitive Symptome verursacht.
- Vaskuläre Schäden: COVID-19 beeinträchtigt das vaskuläre System, was zu einer beeinträchtigten Durchblutung des Gehirns führen kann. Dies kann zu ischämischen Angriffen und mikrovaskulären Schäden im Gehirn führen, die die kognitive Funktion beeinträchtigen.

V. Endotheliale Dysfunktion

Endothelschäden, die durch COVID-19 verursacht werden, sind ein weiterer bedeutender Aspekt der pathophysiologischen Auswirkungen des Virus auf den menschlichen Körper und spielen eine entscheidende Rolle bei vielen der anhaltenden Symptome, die im Rahmen von Long COVID auftreten. Das Endothel, die innerste Schicht der Blutgefäße, spielt eine zentrale Rolle bei der Regulierung verschiedener vaskulärer Funktionen, einschließlich der Blutgerinnung, Entzündungsreaktionen und der Durchblutung.

a. Rolle des Endothels

Das Endothel wirkt nicht nur als passive Barriere, sondern ist auch aktiv an der Regulation des Blutflusses und der Gefäßweite beteiligt. Es produziert und sezerniert eine Vielzahl von Substanzen, die vasodilatierend (gefäßerweiternd) und vasokonstriktorisch (gefäßverengend) wirken können. Zudem spielt es eine entscheidende Rolle bei der Immunmodulation und der Entzündungsreaktion des Körpers.

b. Mechanismen der Endothelschädigung durch COVID-19

- Direkte virale Invasion: SARS-CoV-2 kann direkt an ACE2-Rezeptoren auf Endothelzellen binden, die vor allem in den Arterien, Venen und Kapillaren im ganzen Körper präsent sind. Diese direkte Bindung kann zur Invasion und Infektion der Endothelzellen führen, was deren Funktion stört und zu deren Tod führen kann.

- Entzündliche Reaktionen: Die Infektion der Endothelzellen kann eine starke lokale entzündliche Reaktion auslösen. Das Immunsystem reagiert auf die infizierten Zellen mit der Freisetzung von Zytokinen und anderen Entzündungsmediatoren, was zu weiteren Schäden am Endothel führt. Diese Entzündung kann zur endothelialen Dysfunktion beitragen, bei der die Balance zwischen vasodilatierenden und vasokonstriktorischen Substanzen gestört ist.
- Oxidativer Stress: Die durch das Virus und die Entzündungsreaktion induzierte oxidative Belastung kann zusätzliche Schäden am Endothel verursachen. Oxidativer Stress entsteht, wenn reaktive Sauerstoffspezies (ROS) in einem Maß produziert werden, das die antioxidative Kapazität des Körpers übersteigt. Dies führt zur Oxidation und Schädigung der endothelialen Zellen.

c. Klinische Auswirkungen der Endothelschädigung

Die Schädigung des Endothels hat weitreichende Auswirkungen auf die vaskuläre Gesundheit und kann zu einer Reihe von Symptomen und Erkrankungen führen:

- Bluthochdruck: Durch die Dysfunktion des Endothels wird weniger Stickstoffmonoxid, ein wichtiger Vasodilatator, produziert. Dies kann zu einer allgemeinen Vasokonstriktion und erhöhten Blutdruckwerten führen.
- Atemprobleme: Endothelschäden in den pulmonalen Gefäßen können zu einer gestörten Blutzirkulation in der Lunge führen, was den Gasaustausch beeinträchtigt und zu Atembeschwerden führt.
- Thrombose und Embolien: Eine beeinträchtigte endotheliale Funktion erhöht das Risiko von Thrombosen, da das Endothel normalerweise antikoagulative Eigenschaften hat. Eine Schädigung kann daher zu einer erhöhten Gerinnungsneigung führen, was das Risiko für venöse Thromboembolien erhöht.

d. Forschung und Behandlung

Die Forschung konzentriert sich auf die Entwicklung von Therapien, die auf die Unterstützung und Wiederherstellung der endothelialen Gesundheit abzielen.

Diese können Antioxidantien, entzündungshemmende Medikamente, Medikamente zur Senkung des Blutdrucks und Substanzen zur Verbesserung der endothelialen Funktion umfassen. Weiterhin wird der Einsatz von Statinen und anderen vaskulären Schutzmitteln untersucht, um den durch COVID-19 verursachten endothelialen Schäden entgegenzuwirken.

Die Bedeutung der endothelialen Integrität für die allgemeine Gesundheit macht deutlich, wie wichtig ein umfassendes Verständnis der vaskulären Auswirkungen von COVID-19 für die Behandlung und das Management von Long COVID ist.

VI. Genetische, physiologische und umweltbedingte Risikofaktoren

Long COVID ist ein komplexes Syndrom, dessen Risikofaktoren sich aus einem Zusammenspiel genetischer, physiologischer und umweltbedingter Einflüsse zusammensetzen. Die Forschung zu diesen Risikofaktoren ist noch im Gange, aber bisherige Erkenntnisse liefern wichtige Einblicke, die zur Identifikation von Risikogruppen und zur Entwicklung von Präventionsstrategien beitragen können.

a. Genetische Faktoren

Genetische Prädispositionen spielen eine bedeutende Rolle bei der individuellen Reaktion auf SARS-CoV-2-

Infektionen und können erheblich beeinflussen, wie sich eine Person von der Infektion erholt und ob sie Long COVID entwickelt. Verschiedene Studien haben gezeigt, dass bestimmte genetische Marker, insbesondere solche, die mit dem Immunsystem verbunden sind, bei Personen, die Long COVID entwickeln, häufiger vorkommen. Diese genetischen Unterschiede können dazu führen, dass bestimmte Menschen anfälliger für anhaltende Entzündungsreaktionen und andere Langzeitsymptome sind.

aa. Genetische Marker und ihre Auswirkungen

- Zytokinproduktion: Zytokine sind Schlüsselproteine, die bei der Immunantwort eine wesentliche Rolle spielen, indem sie Entzündungsprozesse regulieren. Variationen in Genen, die für die Produktion und Regulation von Zytokinen verantwortlich sind, können die Art und Weise beeinflussen, wie der Körper auf eine Infektion reagiert. Polymorphismen in diesen Genen könnten zu einer übermäßigen oder verlängerten Produktion von proinflammatorischen Zytokinen führen, was das Risiko einer chronischen Entzündung und damit von Long COVID erhöht. Beispiele für solche Zytokine sind Interleukin-6 (IL-6), Tumornekrosefaktor-alpha (TNF-α) und Interferone.
- Immunzellrezeptoren: Gene, die für Rezeptoren auf Immunzellen kodieren, spielen eine zentrale

Rolle bei der Erkennung von Pathogenen und der Initiierung der Immunantwort. Variationen in diesen Genen können die Effizienz und Spezifität der Immunantwort beeinflussen. Polymorphismen im Gen für den ACE2-Rezeptor, der als Eintrittspunkt für SARS-CoV-2 in die Zellen dient, könnten beispielsweise die Anfälligkeit für Infektionen und die Schwere der Erkrankung beeinflussen.

bb. Spezifische genetische Variationen

- HLA-Gene: Das humane Leukozytenantigen (HLA)-System ist entscheidend für die Antigenpräsentation und die Aktivierung des adaptiven Immunsystems. Bestimmte HLA-Genotypen wurden mit einer erhöhten Anfälligkeit für schwere Verläufe von COVID-19 und möglicherweise auch mit Long COVID in Verbindung gebracht. HLA-Variationen könnten die Fähigkeit des Immunsystems beeinflussen, virale Antigene effektiv zu erkennen und zu bekämpfen.
- IFITM3: Das Gen für den Interferon-induzierten Transmembranproteins 3 (IFITM3) ist bekannt dafür, eine Rolle bei der Abwehr von Virusinfektionen zu spielen. Variationen in diesem Gen wurden mit unterschiedlichen Schweregraden von viralen Atemwegsinfektionen assoziiert, einschließlich COVID-19. Eine reduzierte Funktion von IFITM3 könnte zu einer ineffektiven viralen

Abwehr und einer erhöhten Entzündungsreaktion führen.

Die Identifizierung und Untersuchung dieser genetischen Marker kann wichtige Erkenntnisse darüber liefern, warum einige Menschen anfälliger für Long COVID sind als andere. Dies eröffnet neue Möglichkeiten für personalisierte Medizinansätze, bei denen Behandlungen und Präventionsstrategien auf der Grundlage des individuellen genetischen Profils eines Patienten entwickelt werden können.

Einige der aktuellen Forschungsrichtungen umfassen:

- Genomweite Assoziationsstudien (GWAS): Diese Studien untersuchen große Populationen, um genetische Varianten zu identifizieren, die mit dem Risiko von Long COVID assoziiert sind.
- Funktionelle Genomik: Diese Ansätze zielen darauf ab, die funktionellen Auswirkungen identifizierter genetischer Varianten zu verstehen und zu klären, wie sie die Immunantwort und die Entzündungsprozesse beeinflussen.
- Biomarker-Entwicklung: Die Identifizierung genetischer Marker, die mit einem erhöhten Risiko für Long COVID verbunden sind, könnte zur Entwicklung von Biomarkern führen, die frühzeitig eine Identifikation gefährdeter Individuen ermöglichen.

cc. Klinische Relevanz

Das Verständnis der genetischen Prädispositionen für Long COVID ist entscheidend für die Entwicklung von präventiven Maßnahmen und therapeutischen Interventionen. Personen, die aufgrund ihrer genetischen Ausstattung ein höheres Risiko für Long COVID haben, könnten von gezielten Überwachungs- und Behandlungsstrategien profitieren, die speziell darauf abzielen, die langfristigen Auswirkungen der Erkrankung zu minimieren. Die klinische Relevanz des Verständnisses genetischer Prädispositionen für Long COVID erstreckt sich über mehrere wesentliche Bereiche in der medizinischen Forschung und Praxis.

dd. Früherkennung und Risikobewertung

Durch das Verständnis genetischer Faktoren, die das Risiko für Long COVID beeinflussen, können Ärzte potenziell gefährdete Personen frühzeitig identifizieren. Dies ermöglicht eine vorausschauende Risikobewertung und die Implementierung präventiver Maßnahmen. Beispielsweise könnten Personen mit bestimmten genetischen Markern, die auf ein höheres Risiko für schwere Long COVID-Symptome hinweisen, engmaschiger überwacht oder frühzeitig in spezielle Nachsorgeprogramme eingebunden werden.

ee. Personalisierte Therapieansätze

Genetische Einsichten können zur Entwicklung von maßgeschneiderten Therapien führen, die auf die spezifischen Pathophysiologien abgestimmt sind, die bei einzelnen Patienten vorherrschen. Zum Beispiel könnten Personen mit genetischen Varianten, die zu einer überschießenden Zytokinproduktion führen, von Behandlungen profitieren, die gezielt entzündungshemmend wirken, während andere, die vielleicht stärker zu endothelialen Dysfunktionen neigen, Medikamente erhalten könnten, die speziell die vaskuläre Gesundheit unterstützen.

ff. Verbesserung der klinischen Ergebnisse

Durch frühzeitige Identifikation und personalisierte Behandlung kann die Wahrscheinlichkeit langfristiger gesundheitlicher Probleme reduziert und die Lebensqualität der Betroffenen verbessert werden. Dies ist besonders wichtig bei einer Erkrankung wie Long COVID, deren Symptome stark variieren können und die viele verschiedene Organsysteme betreffen kann.

gg. Entwicklung präventiver Medizin

Das Wissen um genetische Prädispositionen kann auch in präventiven Strategien genutzt werden. Beispielsweise könnte die Entwicklung von Impfstoffstrategien, die auf genetische Risikofaktoren abgestimmt sind, eine effektive Methode sein, um schwere Verläufe und die Entwicklung von Long COVID zu verhindern. Ebenso könnte die Anpassung von Lebensstil-Empfehlungen an genetische Risikoprofile helfen, die Resilienz gegenüber der Krankheit zu stärken.

Auf Bevölkerungsebene kann das Verständnis genetischer Faktoren dabei helfen, Ressourcen effizienter zu allozieren, indem vorrangig Risikogruppen unterstützt werden. Dies könnte zu einer gezielteren öffentlichen Gesundheitsstrategie führen, die darauf ausgerichtet ist, die Auswirkungen von COVID-19 insgesamt zu minimieren.

Insgesamt bietet das Verständnis der genetischen Prädispositionen für Long COVID eine grundlegende Grundlage für die Entwicklung innovativer, wirksamer und personalisierter medizinischer Interventionen, die das Potenzial haben, die Prävention, Behandlung und das langfristige Management von COVID-19 erheblich zu verbessern.

b. Physiologische Faktoren

Die physiologischen Faktoren, die das Risiko und die Schwere von Long COVID beeinflussen, sind vielfältig und komplex. Neben Alter, Geschlecht und vorbestehenden medizinischen Zuständen spielen auch genetische Dispositionen, Immunreaktionen und Lifestyle-

Faktoren eine bedeutende Rolle bei der Entwicklung und dem Verlauf von Long COVID.

aa. Alter und Geschlecht

Mit steigendem Alter nimmt die Immunfunktion typischerweise ab, ein Phänomen bekannt als Immunseneszenz. Dies kann die Fähigkeit des Körpers verringern, effektiv auf virale Infektionen zu reagieren und sich davon zu erholen. Ältere Menschen haben oft eine reduzierte T-Zell-Antwort, was die Kontrolle viraler Infektionen erschwert und das Risiko für lang anhaltende Symptome erhöht.

Frauen erleben häufiger Long COVID als Männer. Dies könnte auf Unterschiede in der Immunantwort zurückzuführen sein, die teilweise hormonell bedingt sind. Östrogene können das Immunsystem beeinflussen, indem sie sowohl die Höhe der Immunantwort als auch die Toleranz gegenüber dem eigenen Gewebe modulieren. Frauen haben auch eine höhere Inzidenz von Autoimmunerkrankungen, was auf eine stärker ausgeprägte Immunantwort hinweist, die bei COVID-19 eine Rolle spielen könnte.

bb. Vorbestehende medizinische Zustände

Zustände wie Diabetes, Herz-Kreislauf-Erkrankungen und Adipositas sind nicht nur Risikofaktoren für einen schweren Verlauf von COVID-19, sondern auch für die

Entwicklung von Long COVID. Diese Krankheiten sind oft mit einer chronischen niedriggradigen Entzündung verbunden, die das Immunsystem schwächen und die Anfälligkeit für anhaltende Entzündungsreaktionen erhöhen kann.

Chronische Erkrankungen können die Funktionsweise des Immunsystems beeinträchtigen, was zu einer ineffizienten oder überschießenden Reaktion auf SARS-CoV-2 führen kann. Eine solche dysregulierte Immunantwort kann eine Schlüsselrolle bei der Entwicklung persistierender Symptome von Long COVID spielen.

cc. Schwere der ursprünglichen COVID-19-Erkrankung

Ein schwerer Verlauf der initialen COVID-19-Erkrankung ist ein Prädiktor für Long COVID. Schwere Fälle können zu einer stärkeren und länger andauernden Aktivierung des Immunsystems führen, was die Wahrscheinlichkeit einer Dysregulation und daraus resultierenden Langzeitfolgen erhöht.

Schwere COVID-19-Fälle sind oft durch ausgeprägte Entzündungsreaktionen gekennzeichnet, einschließlich eines erhöhten Levels von Zytokinen und anderen Entzündungsmarkern. Diese starke Entzündungsreaktion kann das Gewebe schädigen und die Genesung komplizieren, was zu einer Vielzahl von langfristigen Symptomen führt.

dd. Zusätzliche Faktoren

Rauchen, geringe körperliche Aktivität und ungesunde Ernährung können das Risiko für schwere COVID-19-Verläufe und die Entwicklung von Long COVID erhöhen. Diese Faktoren können die allgemeine Entzündungsneigung erhöhen und die Immunantwort schwächen.

Zugang zu Gesundheitsversorgung, sozioökonomischer Status und Arbeitsbedingungen können ebenfalls beeinflussen, wie eine Person auf die Infektion reagiert und sich davon erholt. Personen in niedrigeren sozioökonomischen Schichten oder solche, die in Hochrisikoumgebungen arbeiten, könnten einem höheren Risiko ausgesetzt sein, schwere Formen von COVID-19 und Long COVID zu entwickeln.

Die Kombination dieser Faktoren kann das Risiko und die Schwere von Long COVID beeinflussen und erklärt die große Variabilität in den Erfahrungen

c. Umweltbedingte Faktoren

Umweltbedingte Faktoren tragen ebenfalls wesentlich zur Entwicklung und zum Verlauf von Long COVID bei. Diese Faktoren beeinflussen nicht nur die Wahrscheinlichkeit einer Infektion mit SARS-CoV-2, sondern auch die Art und Weise, wie der Körper auf das Virus reagiert und sich von der akuten Phase der Krankheit erholt.

aa. Exposition und Arbeitsumgebung

Personen in Berufen mit hoher Viruslast, insbesondere im Gesundheitswesen, sind nicht nur einem erhöhten Risiko für eine Erstinfektion ausgesetzt, sondern auch für häufigere und möglicherweise intensivere Expositionen gegenüber dem Virus. Dies kann zu einer schwereren akuten Infektion führen, die wiederum das Risiko für die Entwicklung von Long COVID erhöht. Die ständige Exposition gegenüber dem Virus kann die Immunantwort des Körpers überfordern und zu einer chronischen Entzündung führen, einem Schlüsselfaktor bei Long COVID.

Unzureichende Schutzmaßnahmen und -ausrüstungen können das Risiko einer Infektion erhöhen. Arbeitsumgebungen, die angemessene Schutzmaßnahmen implementieren, können das Risiko einer schweren Erkrankung und somit auch das Risiko von Long COVID reduzieren.

bb. Sozioökonomische Faktoren

Enges Zusammenleben in dicht besiedelten Gebieten kann die Übertragungsraten erhöhen und erschwert oft die Isolation im Krankheitsfall, was wiederum die Erholung beeinträchtigen kann. Solche Bedingungen sind häufiger in niedrigeren sozioökonomischen Schichten zu finden.

Ein limitierter Zugang zu medizinischer Versorgung und Behandlungen kann die Früherkennung und effektive Behandlung von COVID-19 verhindern, was die Wahrscheinlichkeit von Komplikationen und die Entwicklung von Long COVID erhöht. Personen in niedrigeren sozioökonomischen Schichten haben oft weniger Zugang zu Gesundheitsdiensten, was ihre Vulnerabilität erhöht.

Finanzielle Unsicherheiten, Arbeitsplatzsorgen und der generelle Stress, der mit niedrigeren sozioökonomischen Bedingungen einhergeht, können das Immunsystem schwächen und die Genesung verzögern.

cc. Lebensstilfaktoren

Eine nährstoffreiche Ernährung stärkt das Immunsystem und unterstützt die körpereigenen Heilungsprozesse, während eine unausgewogene Ernährung das Risiko für chronische Entzündungen erhöhen und die Erholung verzögern kann.

Regelmäßige Bewegung kann die allgemeine Gesundheit verbessern, das Immunsystem stärken und das Risiko für chronische Krankheiten verringern, die das Risiko für schwere COVID-19-Verläufe und Long COVID erhöhen könnten.

Rauchen schädigt die Lunge und andere Körpergewebe, schwächt die Immunabwehr und erhöht das Risiko für schwere Verläufe von COVID-19 sowie für die Entwicklung von Long COVID-Symptomen.

Die Beachtung dieser umweltbedingten und lebensstilbezogenen Faktoren ist entscheidend für die Prävention und das Management von Long COVID. Durch gezielte öffentliche Gesundheitsstrategien und individuelle präventive Maßnahmen können Risiken minimiert und die allgemeine Resilienz gegenüber Long COVID verbessert werden.

VII. Die Rolle der ursprünglichen COVID-19-Erkrankungsschwere

Die Schwere der ursprünglichen COVID-19-Erkrankung spielt eine wesentliche Rolle bei der Risikobewertung für die Entwicklung von Long COVID, obwohl das Bild komplex und nicht vollständig vorhersehbar ist. Einige wesentliche Zusammenhänge und Beobachtungen helfen dabei, diesen Einfluss zu verstehen:

Die Beziehung zwischen der Schwere der initialen COVID-19-Infektion und dem Risiko der Entwicklung von Long COVID ist ein kritischer Forschungsbereich, der wichtige Implikationen für das Management und die Behandlung von COVID-19 hat. Mehrere Studien legen nahe, dass Personen mit schwereren Anfangssymptomen und solche, die während ihrer Infektion ins Krankenhaus eingeliefert wurden, ein erhöhtes Risiko für Long COVID haben. Die Gründe dafür sind vielschichtig und hängen mit der Art der Immunantwort und den betroffenen Körpersystemen zusammen.

a. Schwere der Infektion und Entzündungsreaktion

Eine schwerere Infektion löst typischerweise eine stärkere Entzündungsreaktion aus. Diese Reaktion ist durch hohe Spiegel von Zytokinen und anderen Entzündungsmarkern gekennzeichnet, die im medizinischen Jargon oft als "Zytokinsturm" bezeichnet wird.

Obwohl diese starke Immunreaktion kurzfristig notwendig sein kann, um das Virus zu bekämpfen, kann sie auch zu Gewebeschäden führen und somit die Wahrscheinlichkeit von Langzeitkomplikationen erhöhen.

In schweren Fällen kann die Immunreaktion des Körpers überschießen und zu einer Autoimmunreaktion führen, bei der das Immunsystem fälschlicherweise gesunde Zellen und Gewebe angreift. Dies kann lang anhaltende oder sogar permanente Schäden in verschiedenen Organen verursachen, was die Wahrscheinlichkeit von Long COVID-Symptomen erhöht.

b. Betroffene Systeme während der akuten Infektion

Patienten mit schweren COVID-19-Verläufen erleben häufig kardiovaskuläre Symptome wie

Herzrhythmusstörungen, erhöhten Blutdruck und durch Entzündungen verursachte Schäden an den Herzgefäßen. Diese Probleme können langfristig fortbestehen und zu chronischen Herz-Kreislauf-Problemen führen, die häufig bei Long COVID gesehen werden.

Schwere Fälle von COVID-19 können außerdem Lungenprobleme verursachen, einschließlich Pneumonie und akuter Atemnotsyndrome (ARDS). Diese Bedingungen können zu langfristigen Schäden am Lungengewebe führen, was zu anhaltenden Atemproblemen führt, die oft ein Kernsymptom von Long COVID sind.

c. Implikationen für Behandlung und Prävention

Das Verständnis der Verbindung zwischen der Schwere der initialen Infektion und Long COVID hat wichtige klinische Implikationen.

Frühzeitige und aggressive Behandlung von COVID-19, insbesondere bei Personen, die Anzeichen einer schweren Erkrankung zeigen, könnte dazu beitragen, die Schwere der Entzündungsreaktion zu reduzieren und das Risiko für Long COVID zu verringern.

Personen, die eine schwere COVID-19-Infektion überstanden haben, sollten engmaschig auf Anzeichen von Long COVID überwacht und gegebenenfalls in spezialisierten Rehabilitationsprogrammen betreut werden, die auf die Wiederherstellung der Funktion verschiedener betroffener Systeme abzielen.

Auf der Grundlage des Schweregrads der Erkrankung und der betroffenen Körpersysteme können individualisierte Behandlungspläne entwickelt werden, die darauf abzielen, spezifische Symptome und Schäden zu behandeln, die bei Long COVID auftreten können.

Somit ist das Verständnis der Verbindung zwischen der Schwere der initialen COVID-19-Infektion und dem Risiko von Long COVID entscheidend, um effektive Behandlungs- und Präventionsstrategien zu entwickeln, die darauf abzielen, die langfristigen gesundheitlichen Auswirkungen dieser globalen Pandemie zu minimieren.

d. Immunsystem und Entzündungsreaktion

Eine schwerere Anfangsinfektion mit COVID-19 kann oft eine intensivere und manchmal fehlgeleitete Immunantwort auslösen, was zu lang anhaltenden Entzündungen führt. Diese Entzündungsprozesse beschränken sich nicht nur auf die akute Phase der Krankheit, sondern persistieren oft und beeinträchtigen die Erholung des Körpers über einen längeren Zeitraum. Die anhaltende Entzündung kann verschiedene Körpersysteme schädigen, was den Heilungsprozess erschwert und das Risiko für die Entwicklung von Long COVID erhöht. In Fällen, wo das Immunsystem überaktiv bleibt und sich gegen den eigenen Körper richtet, kann dies zu einer Vielzahl von Symptomen führen, die sich über Monate erstrecken und die Lebensqualität erheblich beeinträchtigen.

Die fortwährende Belastung durch Entzündungen kann auch die Funktion wichtiger Organe stören und zu einer breiten Palette von gesundheitlichen Problemen führen, die die vollständige Genesung weiter verzögern.

e. Vorhandene Organschäden

Schwere Fälle von COVID-19 sind häufig mit direkten Schäden an lebenswichtigen Organen verbunden, die zu langfristigen funktionellen Beeinträchtigungen führen können. Diese Schäden sind oft tiefgreifend und betreffen vor allem die Lunge, das Herz und die Nieren, was zu einer Vielzahl von anhaltenden Symptomen führt, die charakteristisch für Long COVID sind. Betroffene Personen erleben eine verminderte Lungenfunktion, was sich in Atemnot äußert, die auch bei geringer körperlicher Belastung auftreten kann. Zudem können durch die Infektion verursachte kardiovaskuläre Probleme wie Herzrhythmusstörungen weiterhin bestehen, selbst, nachdem das akute Virus abgeklungen ist. Dies kann zu einem Gefühl ständiger Erschöpfung führen, da das Herz möglicherweise nicht mehr in der Lage ist, den Körper effizient mit Blut und Sauerstoff zu versorgen. Die Nieren, die eine entscheidende Rolle bei der Filtration von Abfallstoffen und der Regulierung von Flüssigkeiten spielen, können ebenfalls beeinträchtigt sein, was die allgemeine Gesundheit und das Wohlbefinden weiter vermindert.

Diese langfristigen Organbeeinträchtigungen können zu einem Teufelskreis aus chronischer Müdigkeit, reduzierter körperlicher Leistungsfähigkeit und verminderter Lebensqualität führen. Zudem kann eine anhaltende Organentzündung als Folge der initialen Schädigung den Heilungsprozess verzögern und eine dauerhafte medizinische Überwachung und Behandlung erforderlich machen. Solche langfristigen Auswirkungen erfordern oft eine multidisziplinäre Herangehensweise in der medizinischen Betreuung, einschließlich spezialisierter Rehabilitationsprogramme, die darauf abzielen, die Funktion der betroffenen Organe zu verbessern und das Fortschreiten weiterer Schäden zu minimieren.

f. Psychologische Auswirkungen

Schwerere Fälle von COVID-19 können psychologische und kognitive Effekte nach sich ziehen, die weit über die direkten physischen Auswirkungen der Erkrankung hinausgehen. Die psychische Belastung, die mit einer schweren Erkrankung, einem möglichen langen Krankenhausaufenthalt und den damit verbundenen Erfahrungen von Isolation, Angst und Unsicherheit einhergeht, kann zu einer Vielzahl von langfristigen psychischen und kognitiven Problemen führen.

Die psychologische Belastung beginnt oft mit dem Stress und der Angst, die mit der Diagnose und der Ungewissheit über den Ausgang der Erkrankung einhergehen. Patienten, die intensive medizinische Eingriffe benötigen, wie eine Behandlung auf der Intensivstation oder mechanische Beatmung, können besonders traumatische Erfahrungen durchleben. Solche Erlebnisse können das Risiko für die Entwicklung von posttraumatischen Belastungsstörungen (PTBS), Angststörungen und Depressionen erhöhen.

Diese emotionalen und psychischen Belastungen können auch die kognitive Funktion beeinträchtigen. Viele Menschen, die eine schwere COVID-19-Erkrankung überleben, berichten über anhaltenden „Gehirnnebel", der sich in Konzentrationsproblemen, Schwierigkeiten beim Gedächtnis und verlangsamten Denkprozessen äußert. Diese Symptome können durch die Kombination aus direkten Effekten des Virus auf das Gehirn und die stressbedingten Auswirkungen auf die psychische Gesundheit entstehen.

Zusätzlich können die psychologischen Effekte der Krankheit die körperliche Genesung beeinträchtigen. Stress und Angst können beispielsweise Entzündungsprozesse im Körper verschlimmern oder das Immunsystem schwächen, was die Erholung von der physischen Krankheit weiter verzögert. Dies schafft einen Zyklus, in dem psychische Probleme die körperliche Gesundheit beeinflussen, was wiederum zu weiteren psychischen Belastungen führt.

Die Behandlung und Unterstützung von Patienten mit schwerem COVID-19 sollte daher nicht nur die physischen, sondern auch die psychologischen und kognitiven Aspekte umfassen. Eine umfassende Betreuung könnte psychotherapeutische Unterstützung, kognitive Rehabilitation und bei Bedarf psychiatrische Medikation einschließen. Auch die Einbindung von Unterstützungsnetzwerken, die Bereitstellung von Informationsressourcen und die Förderung von Strategien zur Stressbewältigung sind entscheidend, um die Genesung zu unterstützen und das Wohlbefinden der Betroffenen zu verbessern.

Obwohl ein schwerer Verlauf der COVID-19-Erkrankung das Risiko für Long COVID erhöht, ist es wichtig zu betonen, dass auch Personen mit ursprünglich milden Symptomen Long COVID entwickeln können. Dies deutet darauf hin, dass zusätzliche Faktoren wie genetische Prädispositionen, Immunantwort und möglicherweise unbekannte Virenmerkmale ebenfalls eine Rolle spielen. Die Erforschung dieser Zusammenhänge bleibt dynamisch und wird weiterhin von der Wissenschaftsgemeinschaft verfolgt, um ein vollständigeres Verständnis der Pathophysiologie von Long COVID zu entwickeln.

VIII. Zusammenhänge zwischen Impfung und Long COVID

Die Impfung gegen COVID-19 spielt eine zentrale Rolle in der Prävention von schweren Erkrankungsverläufen und hat auch Implikationen für die Verhinderung und das Management von Long COVID. Studien und klinische Daten legen nahe, dass Impfstoffe nicht nur das

Risiko einer schweren akuten COVID-19-Infektion reduzieren, sondern auch das Risiko für die Entwicklung von Long COVID verringern können.

a. Reduzierung des Risikos schwerer Erkrankungen

COVID-19-Impfstoffe spielen eine entscheidende Rolle bei der Bekämpfung der Pandemie, indem sie das Risiko einer Infektion mit dem SARS-CoV-2-Virus verringern oder, wenn eine Infektion auftritt, die Schwere der Erkrankung deutlich reduzieren. Diese Fähigkeit der Impfstoffe, die Schwere und Dauer der Erkrankung zu mindern, hat direkte Auswirkungen auf die Gesundheitssysteme und die individuelle Gesundheit der Bevölkerung.

Durch die Verringerung schwerer Symptome verhindern Impfungen häufig, dass Personen intensivmedizinische Behandlungen benötigen. Intensivbehandlungen, wie die mechanische Beatmung oder langfristige Krankenhausaufenthalte, sind oft mit einem erhöhten Risiko für Komplikationen verbunden, einschließlich der Entwicklung von Long COVID. Die postvirale Erschöpfung und andere lang anhaltende Symptome von Long COVID können teilweise auf die extreme Belastung zurückgeführt werden, die schwere COVID-19-Fälle auf das Immunsystem ausüben.

Geimpfte Personen, die sich mit COVID-19 infizieren, erleben in der Regel mildere Symptome, die weniger wahrscheinlich zu ernsthaften oder langwierigen gesundheitlichen Problemen führen. Dies ist darauf zurückzuführen, dass die Impfung das Immunsystem so vorbereitet, dass es effektiver und schneller reagieren kann, wodurch die Viruslast und die damit verbundene Immunantwort, die zu Gewebeschäden führen kann, verringert werden. Eine geringere Viruslast bedeutet eine geringere Chance auf ausgedehnte Entzündungsprozesse und somit eine geringere Wahrscheinlichkeit, dass langfristige Schäden entstehen, die zu Long COVID führen könnten.

Darüber hinaus kann eine kürzere Krankheitsdauer die Menge an Zeit begrenzen, in der das Immunsystem stark beansprucht wird. Eine schnelle Erholung reduziert das Risiko, dass das Immunsystem in einen Zustand chronischer Aktivität oder Fehlregulation gerät, was wiederum das Risiko für lang anhaltende Symptome senkt.

Insgesamt bieten Impfstoffe einen kritischen Schutz, der über die unmittelbare Verhinderung der Krankheit hinausgeht und wichtige langfristige gesundheitliche Vorteile bietet. Sie helfen, die Belastung der Gesundheitssysteme zu reduzieren, die Exposition gegenüber dem Virus in der Bevölkerung zu minimieren und tragen dazu bei, die Auswirkungen der Pandemie auf das öffentliche Leben und die Wirtschaft zu verringern. Indem sie das Risiko von schweren Erkrankungen und folglich von Long COVID reduzieren, sind Impfungen ein wesentliches Werkzeug im Kampf gegen die COVID-19-Pandemie.

b. Verringerung des Risikos von Long COVID

Die Wirksamkeit von COVID-19-Impfungen bei der Reduzierung des Risikos von Long COVID basiert auf mehreren wichtigen Mechanismen, die durch klinische Studien und Forschungsdaten untermauert sind. Die Impfstoffe spielen eine entscheidende Rolle, indem sie nicht nur die Wahrscheinlichkeit einer Infektion insgesamt senken, sondern auch die Schwere der Symptome mildern, falls es dennoch zu einer Infektion kommt. Diese Effekte tragen wesentlich dazu bei, die langfristigen gesundheitlichen Folgen von COVID-19, einschließlich Long COVID, zu verringern.

aa. Reduzierte Infektionsrate

Impfungen erhöhen die Immunität gegen das SARS-CoV-2-Virus und reduzieren somit die Wahrscheinlichkeit einer Infektion. Eine geringere Infektionsrate innerhalb der geimpften Bevölkerung bedeutet automatisch eine geringere Anzahl von Personen, die potenziell Long COVID entwickeln könnten. Diese direkte Verringerung der Infektionshäufigkeit ist der erste Schutzschritt, den die Impfung bietet.

bb. Milderer Krankheitsverlauf

Selbst wenn geimpfte Personen mit COVID-19 infiziert werden, zeigen Daten, dass die Krankheitsverläufe tendenziell milder sind. Ein milderer Verlauf bedeutet oft eine geringere Viruslast und weniger Stress für das Immunsystem. Dies wiederum minimiert die Wahrscheinlichkeit einer überschießenden Immunreaktion, die zu den anhaltenden Symptomen von Long COVID führen kann. Die Reduktion von Entzündungsreaktionen und die Vermeidung von schweren Symptomen wie hohem Fieber, anhaltender Husten und Atemprobleme können das Risiko von langfristigen Schäden an Organen wie Lunge, Herz und Nieren verringern.

cc. Kürzere Krankheitsdauer

Die Impfung kann auch die Dauer der Krankheit verkürzen, was das Fenster der akuten Entzündung und damit die Dauer der Belastung des Körpers reduziert. Eine kürzere Krankheitsphase gibt dem Körper die Möglichkeit, schneller in den Erholungsmodus zu wechseln, was die Chance auf eine vollständige und unkomplizierte Genesung erhöht und die Entwicklung von Long COVID-Symptomen minimiert.

dd. Öffentliche Gesundheit und Herdenimmunität

Neben dem individuellen Schutz tragen Impfungen auch zur Herdenimmunität bei. Je mehr Menschen geimpft sind, desto geringer ist die Verbreitung des Virus in der Gemeinschaft. Dies verringert die Anzahl neuer COVID-19-Fälle und damit auch indirekt die Anzahl potenzieller Long COVID-Fälle. Eine niedrigere Zirkulation des Virus begrenzt auch die Möglichkeit von Reinfektionen, die zu wiederholten akuten Phasen und möglicherweise zu Long COVID führen können.

Die Impfung bleibt somit ein zentrales Element der Strategie gegen COVID-19 und seine langfristigen Folgen. Es ist wichtig, dass diese Botschaft weiterhin kommuniziert und unterstützt wird, um die Impfraten zu erhöhen und die Gesundheit der Bevölkerung zu schützen.

Somit lässt sich sagen, dass Impfungen ein wichtiges Werkzeug sind, nicht nur um die akuten Auswirkungen von COVID-19 zu mildern, sondern auch um das Auftreten und die Schwere von Long COVID zu reduzieren, was die gesundheitliche Belastung für Individuen und Gesundheitssysteme weltweit verringert.

C. Häufige Symptome von Long COVID und deren Auswirkungen

Long COVID kann eine Vielzahl von körperlichen Symptomen umfassen, die tiefgreifende Auswirkungen auf die tägliche Funktionsfähigkeit und Lebensqualität der Betroffenen haben. Zu den häufigsten und am meisten beeinträchtigenden Symptomen gehören Erschöpfung, Atembeschwerden und Herz-Kreislauf-Probleme.

I. Erschöpfung (Fatigue)

a. Beschreibung der Symptome

Die Erschöpfung, die viele Menschen mit Long COVID erleben, ist eines der am häufigsten berichteten und zugleich am schwierigsten zu behandelnden Symptome. Diese Form der Müdigkeit unterscheidet sich deutlich von normaler Ermüdung, da sie tiefgreifend ist und nicht notwendigerweise mit vorheriger körperlicher oder geistiger Anstrengung zusammenhängt. Die Intensität und Persistenz dieser Erschöpfung kann die Lebensqualität der Betroffenen erheblich beeinträchtigen.

b. Charakteristika der Erschöpfung bei Long COVID

Die Müdigkeit bei Long COVID ist oft unverhältnismäßig zur ausgeführten Aktivität oder Anstrengung und wird nicht durch Ruhe oder Schlaf gelindert. Dieses Phänomen wird auch als postexertional malaise (PEM) bezeichnet, ein Zustand, in dem sich die Symptome nach physischen oder mentalen Anstrengungen verschlimmern und für eine unverhältnismäßig lange Zeit anhalten können. Betroffene beschreiben oft, dass ihre Energie "wie ausgeschaltet" wird, und dass selbst minimale Anstrengungen wie das Duschen, Einkaufen oder leichte Haushaltsarbeiten zu überwältigenden Herausforderungen werden.

c. Mögliche Ursachen

Die genauen Mechanismen hinter der Erschöpfung bei Long COVID sind noch nicht vollständig verstanden, aber Forscher vermuten eine Kombination aus immunologischen, neurologischen und metabolischen Faktoren:

- Eine anhaltende oder fehlgeleitete Aktivität des Immunsystems nach der Erholung von der akuten COVID-19-Phase könnte zu chronischen Entzündungsprozessen führen, die Müdigkeit verursachen.
- Das Virus könnte strukturelle und funktionelle Veränderungen im Gehirn verursachen, die zu

Erschöpfung führen. Dazu könnten Beeinträchtigungen der Mitochondrien gehören, die für die Energieproduktion in den Zellen wichtig sind.
- Die Infektion und der damit verbundene Stress könnten das endokrine System beeinflussen, was zu Veränderungen in der Produktion von Hormonen führt, die Energieregulation und Stimmung steuern.
- Einige Betroffene erleben eine Dysregulation des autonomen Nervensystems, das unter anderem Herzschlag, Blutdruck und Atmung reguliert, was zu Energieeinbußen führen kann.

d. Auswirkungen auf das tägliche Leben

Die Erschöpfung, die viele Menschen mit Long COVID erleben, stellt eine erhebliche Beeinträchtigung ihres Alltags dar. Diese tiefgreifende Müdigkeit reduziert nicht nur die körperliche und geistige Energie für tägliche Aufgaben, sondern wirkt sich auch gravierend auf die Berufstätigkeit und das soziale Leben aus. Viele Betroffene finden sich in einem Zustand wieder, in dem selbst grundlegende Aktivitäten wie das Zubereiten von Mahlzeiten, Einkaufen oder das Aufrechterhalten der persönlichen Hygiene überwältigend sein können. Die Schwierigkeit, alltägliche Routinen und Verantwortlichkeiten zu bewältigen, kann zu einer deutlichen Reduzierung der Arbeitsfähigkeit führen, wobei manche Personen ihre beruflichen Tätigkeiten stark einschränken oder ganz aufgeben müssen.

Diese Einschränkungen im Berufsleben haben oft weitreichende finanzielle und emotionale Konsequenzen, da der Verlust der Arbeitsfähigkeit das Selbstwertgefühl beeinträchtigen und finanzielle Unsicherheit verursachen kann. Darüber hinaus kann die anhaltende Erschöpfung dazu führen, dass Betroffene sich sozial isolieren, weil sie nicht mehr die Energie aufbringen, soziale Kontakte zu pflegen. Dieser Rückzug kann zu Einsamkeit und Depression führen, was die psychische Gesundheit weiter beeinträchtigt.

Die soziale Isolation und der Verlust der Teilhabe am beruflichen und privaten Leben können einen Teufelskreis erzeugen, in dem die Isolation die Erschöpfung und die damit verbundenen Symptome verschlimmert, was wiederum die Isolation intensiviert. Die daraus resultierenden psychosozialen Belastungen verstärken oft die körperlichen Symptome von Long COVID, was die Erholung zusätzlich erschwert. Um diesen Herausforderungen zu begegnen, benötigen die Betroffenen eine umfassende Unterstützung, die medizinische, psychologische und soziale Interventionen umfasst. Dabei können Ansätze wie gezielte Therapien, die Anpassung des Arbeitsplatzes und Unterstützung im sozialen Umfeld helfen, die Lebensqualität der Betroffenen zu verbessern und ihre Teilhabe am sozialen und beruflichen Leben zu fördern.

e. Behandlungsansätze

Derzeit gibt es keine spezifische Behandlung für die Erschöpfung bei Long COVID, aber es gibt Ansätze, die helfen können, die Symptome zu managen:

aa. Pacing-Techniken

Pacing-Techniken sind ein wesentlicher Ansatz für Menschen, die mit chronischer Erschöpfung oder Long COVID zu kämpfen haben. Diese Methoden helfen Betroffenen, ihre verfügbare Energie über den Tag oder sogar über die Woche hinweg sorgfältig zu verteilen, um die körperlichen und geistigen Ressourcen zu schonen und Überanstrengung zu vermeiden. Das Grundprinzip des Pacing besteht darin, Aktivitäten bewusst so zu planen und durchzuführen, dass sie den individuellen Energiehaushalt nicht überfordern und genügend Zeit für Erholung bleibt.

Beim Pacing lernen Personen, ihre Tagesaktivitäten zu priorisieren, sie in kleinere, handhabbare Teile zu gliedern und regelmäßige Pausen einzulegen, bevor die Erschöpfung einsetzt. Dies kann bedeuten, dass manche Aufgaben langsamer oder mit häufigeren Ruhephasen ausgeführt werden, um eine konstante Energieverfügbarkeit sicherzustellen. Es geht darum, ein Gleichgewicht zu finden zwischen Aktivität und Ruhe, das die Symptome nicht verschlimmert und es dem Körper ermöglicht, sich nicht zu überanstrengen.

Zum Beispiel könnte jemand, der vor seiner Erkrankung problemlos mehrere Stunden ohne Pause arbeiten konnte, nun feststellen, dass nach jeweils 30 Minuten eine kurze Pause notwendig ist, um die Energie aufrechtzuerhalten und ein Erschöpfungstief zu vermeiden. Ebenso könnte es hilfreich sein, schwere körperliche Tätigkeiten auf Tage zu verteilen, an denen weniger andere Anforderungen bestehen, um eine Überlastung zu vermeiden.

Die Anwendung von Pacing-Techniken erfordert oft eine anfängliche Anpassungsphase und ein Umdenken, da viele Menschen gewohnt sind, ihre Aktivitäten an äußeren Anforderungen und nicht an ihrem eigenen Energiezustand auszurichten. Daher ist es auch wichtig, das persönliche und berufliche Umfeld über diese Anpassungen zu informieren, damit Verständnis und Unterstützung für die neuen Grenzen und Bedürfnisse entstehen.

Zudem kann das Führen eines Tagebuchs, in dem Aktivitäten und Energielevel festgehalten werden, dabei helfen, Muster zu erkennen und die eigenen Grenzen besser zu verstehen. Dies ermöglicht es den Betroffenen, ihre Tage effektiver zu planen und ihre Energie klug einzusetzen.

bb. Rehabilitative Therapien

Rehabilitative Therapien wie Physiotherapie und Ergotherapie spielen eine entscheidende Rolle in der

Behandlung und Erholung von Personen, die an Long COVID leiden. Diese therapeutischen Ansätze zielen darauf ab, die körperliche Kapazität und Funktionalität schrittweise wiederherzustellen, was besonders wichtig ist, da Long COVID zu einer breiten Palette von physischen und kognitiven Einschränkungen führen kann.

Physiotherapie konzentriert sich darauf, Bewegung und körperliche Aktivität schrittweise zu steigern, um Muskelkraft, Ausdauer und Flexibilität zu verbessern. Für Menschen, die an Long COVID leiden, kann diese Art der Therapie entscheidend sein, da viele unter muskulärer Schwäche, Müdigkeit und Schmerzen leiden, die ihre Beweglichkeit und Lebensqualität erheblich einschränken. Physiotherapeuten entwickeln individuell angepasste Übungspläne, die darauf abzielen, die körperliche Belastbarkeit ohne Überanstrengung zu erhöhen. Diese Pläne werden oft so gestaltet, dass sie auch Aspekte der Herz-Kreislauf-Gesundheit und der Atmung berücksichtigen, da COVID-19 insbesondere das respiratorische System beeinträchtigen kann.

Ergotherapie fokussiert sich auf die Wiederherstellung der Fähigkeit, alltägliche Aufgaben durchzuführen, und unterstützt Menschen dabei, Unabhängigkeit in ihrem täglichen Leben zu erlangen. Ergotherapeuten arbeiten eng mit Betroffenen zusammen, um spezifische Herausforderungen in deren Alltag zu identifizieren und praktische Lösungen zu entwickeln, die ihnen helfen, mit den Auswirkungen von Long COVID umzugehen. Das kann die Anpassung der Wohnumgebung umfassen, um sie sicherer und zugänglicher zu machen, oder das Erlernen neuer Strategien zur Energieverwaltung und zur Reduzierung von Belastungen durch alltägliche Aktivitäten. Ergotherapeuten bieten auch kognitive Rehabilitation für jene an, die unter Gedächtnisproblemen oder "Gehirnnebel" leiden, was ebenfalls ein häufiges Symptom von Long COVID ist.

Beide Therapieformen setzen oft auch auf Bildung und Selbstmanagement-Strategien, um Patienten zu lehren, wie sie am besten mit ihren Symptomen umgehen können. Dies beinhaltet Techniken zur Stressreduktion, zur Schmerzbewältigung und zur Vermeidung von Aktivitäten, die möglicherweise Symptome verschlimmern könnten.

Der integrative Ansatz dieser Rehabilitationsmethoden ist entscheidend, da er nicht nur die körperlichen, sondern auch die psychologischen und sozialen Aspekte der Erholung berücksichtigt. Dieser umfassende Ansatz hilft den Betroffenen, Schritt für Schritt ihre Unabhängigkeit und Lebensqualität zurückzugewinnen, was für die Bewältigung der vielschichtigen Herausforderungen, die Long COVID mit sich bringt, unerlässlich ist.

cc. Psychologische Unterstützung

Psychologische Unterstützung spielt ebenfalls eine entscheidende Rolle bei der Bewältigung der weitreichenden emotionalen und psychologischen Auswirkungen von Long COVID. Viele Betroffene erleben nicht nur körperliche Symptome, sondern auch erhebliche psychische Belastungen, die durch die andauernde Krankheit und die damit verbundenen Lebensveränderungen hervorgerufen werden. Beratung und kognitive Verhaltenstherapie (KVT) sind zwei Formen der psychologischen Unterstützung, die sich als besonders wirksam erwiesen haben, um Personen zu helfen, diese Herausforderungen zu bewältigen.

Beratung bietet einen sicheren Raum, in dem Personen ihre Ängste, Sorgen und die psychische Belastung, die durch Long COVID verursacht wird, ausdrücken können. Diese Gespräche helfen den Betroffenen, ihre Erlebnisse zu verarbeiten und Strategien zu entwickeln, um mit den täglichen Herausforderungen umzugehen. Ein wichtiger Aspekt der Beratung ist die Validierung der Erfahrungen des Patienten, was besonders wichtig ist, da Long COVID oft unsichtbare Symptome aufweist, die von Außenstehenden schwer zu verstehen sind. Dies kann Gefühle der Isolation und des Nicht-Verstanden-Werdens verstärken. Berater können auch dabei unterstützen, Anpassungen im Lebensstil und in der täglichen Routine zu planen, die helfen, mit der Erschöpfung und anderen Symptomen umzugehen.

Kognitive Verhaltenstherapie ist eine weitere effektive Methode, die darauf abzielt, die Beziehung zwischen Gedanken, Gefühlen und Verhaltensweisen zu verstehen und zu verbessern.

Kognitive Verhaltenstherapie ist ein therapeutischer Ansatz, der darauf abzielt, Personen dabei zu helfen, schädliche Denkmuster, die ihre emotionale Verfassung verschlechtern können, zu erkennen und zu modifizieren.

Zum Beispiel können Techniken der KVT Betroffenen helfen, Gedanken zu erkennen, die ihre Ängste und depressive Symptome verstärken können. Durch das Arbeiten an diesen Gedanken können Patienten lernen, realistischere und weniger schädliche Perspektiven zu entwickeln, die ihre Fähigkeit zur Bewältigung der Krankheit verbessern.

Ein weiterer wichtiger Aspekt der KVT ist das Erlernen von Stressbewältigungsstrategien, wie Achtsamkeit und Entspannungstechniken. Diese können helfen, den allgemeinen Stresslevel zu senken, der durch die anhaltende Krankheit und die damit verbundene Unsicherheit verstärkt werden kann. Stressmanagement ist entscheidend, da chronischer Stress das Immunsystem schwächen und die Erholung verzögern kann.

Psychologische Unterstützung durch Beratung und KVT kann nicht nur helfen, die emotionalen und kognitiven Herausforderungen von Long COVID zu bewältigen, sondern auch dazu beitragen, die gesamte Lebensqualität und das Wohlbefinden zu verbessern. Indem sie lernen, effektiver mit ihren Gedanken und Gefühlen umzugehen und konstruktive Coping-Strategien zu entwickeln, können Betroffene einen aktiveren und selbstbestimmteren Umgang mit ihrer Erkrankung finden. Insgesamt ist die Integration psychologischer Unterstützung in den Behandlungsplan für Long COVID essenziell, um den multidimensionalen Herausforderungen dieser Zustände gerecht zu werden.

f. Medikamentöse Behandlung

Bei der Behandlung von Long COVID können medikamentöse Therapien eine wesentliche Rolle spielen, insbesondere wenn es darum geht, die vielfältigen und oft belastenden Begleitsymptome zu lindern. Da Long COVID eine Reihe von Symptomen aufweisen kann, darunter Müdigkeit, neurologische Beeinträchtigungen, Schlafstörungen und chronische Schmerzen, erfordert die Behandlung oft einen multidisziplinären Ansatz, der auch den Einsatz spezifischer Medikamente umfasst.

aa. Medikamentöse Behandlung von Schlafstörungen

Schlafstörungen sind ein häufiges Problem bei Long COVID, das die allgemeine Erholung und die Lebensqualität der Betroffenen erheblich beeinträchtigen kann. Die Behandlung kann den Einsatz von Schlafmitteln wie Melatonin, das hilft, den natürlichen Schlafzyklus zu regulieren, oder verschreibungspflichtige Hypnotika wie Zolpidem umfassen. Es ist jedoch wichtig, dass diese Medikamente unter sorgfältiger ärztlicher Aufsicht verwendet werden, da sie Abhängigkeiten fördern können und möglicherweise nicht für die langfristige Anwendung geeignet sind. Neuere Forschungsansätze erkunden auch den Einsatz von Medikamenten wie Prazosin, das ursprünglich zur Behandlung von Bluthochdruck entwickelt wurde, aber auch positive Effekte auf Trauma-bedingte Schlafstörungen gezeigt hat, was es für Long COVID-Patienten mit ähnlichen Schlafproblemen potenziell nützlich macht.

bb. Medikamentöse Behandlung von Schmerzen

Chronische Schmerzen, insbesondere Muskelschmerzen und Kopfschmerzen, sind weitere häufige Beschwerden bei Long COVID. Die Behandlung kann nichtsteroidale Antirheumatika (NSAIDs) wie Ibuprofen oder Naproxen umfassen, die zur Linderung von Entzündungen und Schmerzen eingesetzt werden. In schwereren Fällen können auch stärkere Schmerzmittel, einschließlich Opioiden, erforderlich sein, obwohl diese aufgrund des Risikos der Abhängigkeitsentwicklung mit Vorsicht verwendet werden sollten. Eine alternative Behandlungsoption, die zunehmend erforscht wird, sind Antidepressiva wie Duloxetin oder Amitriptylin, die zur Behandlung neuropathischer Schmerzen eingesetzt werden und möglicherweise auch bei Long COVID wirksam sind, indem sie die zentrale Schmerzverarbeitung beeinflussen.

cc. Weitere Forschungen und Ansätze

Neuere Forschungen zu Long COVID konzentrieren sich auch auf den Einsatz von Medikamenten zur Behandlung anderer Aspekte der Erkrankung wie der anhaltenden Entzündung und der autoimmunen Komponenten. Beispielsweise werden Immunmodulatoren und JAK-Inhibitoren untersucht, die das überschießende Immunsystem regulieren und Entzündungsprozesse dämpfen könnten. Solche Behandlungen könnten nicht nur die Symptome lindern, sondern auch den zugrundeliegenden Mechanismen der Krankheit entgegenwirken.

Die Erforschung der Wirksamkeit und Sicherheit all dieser Medikamente ist entscheidend, da die genauen Ursachen und Mechanismen von Long COVID noch nicht vollständig verstanden sind. Klinische Studien und umfassende Forschungsprogramme sind notwendig, um effektive und sichere Therapien für die vielfältigen und oft debilitierenden Symptome von Long COVID zu entwickeln. In der Zwischenzeit bleibt eine individuell angepasste medikamentöse Therapie, die auf die spezifischen Symptome und Bedürfnisse jedes Patienten abgestimmt ist, ein wesentlicher Bestandteil der Behandlungsstrategien.

II. Atembeschwerden

Atemprobleme sind eine der herausforderndsten und beunruhigenden Folgen, die bei Personen auftreten können, die sich von COVID-19 erholen oder Long COVID entwickeln. Diese respiratorischen Symptome reichen von leichter Atemnot bei körperlicher Anstrengung bis hin zu einem ständigen Gefühl der Atemnot, das auch in Ruhezuständen präsent sein kann. Zusätzlich berichten viele Betroffene über ein anhaltendes Engegefühl in der Brust oder über Schwierigkeiten, tief durchzuatmen. Diese Symptome können tiefgreifende Auswirkungen auf die Lebensqualität und das tägliche Funktionieren haben und stellen sowohl für Patienten als auch für Gesundheitsdienstleister eine erhebliche Herausforderung dar.

a. Beschreibung der Symptome

Die von Betroffenen erlebten Atemprobleme können verschiedene Formen annehmen:

- Atemnot (Dyspnoe): Dies ist das Gefühl, nicht ausreichend Luft zu bekommen. Es kann während leichter körperlicher Aktivität auftreten, wie beim schnellen Gehen oder Treppensteigen, und ist oft so schwerwiegend, dass selbst Sprechen oder Essen anstrengend werden kann.
- Chronisches Engegefühl in der Brust: Dieses Gefühl kann sowohl beängstigend als auch

körperlich unangenehm sein und trägt dazu bei, dass sich Betroffene ständig unwohl fühlen.
- Schwierigkeiten beim tiefen Einatmen: Dies kann das Gefühl einschließen, dass jeder Atemzug unvollständig ist, was zu häufigem Gähnen oder Seufzen führen kann, in dem Versuch, tief einzuatmen.

b. Auswirkungen auf das tägliche Leben

Die Auswirkungen dieser Atemprobleme auf das tägliche Leben sind weitreichend.

- Einschränkung der körperlichen Aktivität: Die Fähigkeit, regelmäßige körperliche Aktivitäten durchzuführen, wird stark eingeschränkt. Einfache Aufgaben, die zuvor mühelos waren, wie das Gehen kurzer Strecken oder leichte Haushaltsarbeiten, können zu einer Herausforderung werden. Dies führt zu einer weiteren Verringerung der körperlichen Fitness, da die Betroffenen weniger aktiv sind.
- Beeinträchtigung der sozialen und beruflichen Teilhabe: Die Einschränkungen können so gravierend sein, dass die Betroffenen ihre beruflichen Tätigkeiten reduzieren oder sogar aufgeben müssen. Soziale Interaktionen werden ebenfalls belastend, was zur sozialen Isolation führen kann.

- Verschlechterung der psychischen Gesundheit: Chronische Atemprobleme können Angstzustände und Depressionen verschärfen. Die ständige Sorge um die eigene Atmung und die Angst vor einer Verschlechterung des Zustandes können zu anhaltendem Stress und psychischen Belastungen führen.

c. Behandlungsansätze

Die Behandlung dieser Atemprobleme erfordert einen multifaktoriellen Ansatz, der oft die folgenden Elemente umfasst.

aa. Pulmonale Rehabilitation

Pulmonale Rehabilitation ist ein umfassendes Behandlungsprogramm für Patienten, die unter chronischen Atembeschwerden leiden, wie sie häufig bei Long COVID vorkommen. Dieses Programm ist darauf ausgerichtet, die Funktion der Lunge zu verbessern, die Atemeffizienz zu steigern und letztlich die Lebensqualität der Betroffenen zu erhöhen. Es kombiniert verschiedene therapeutische Ansätze, um auf die spezifischen Bedürfnisse jedes Einzelnen einzugehen, wobei der Schwerpunkt darauf liegt, den Patienten sowohl physisch als auch psychologisch zu stärken und sie in die Lage zu versetzen, besser mit ihren Symptomen umzugehen.

Im Rahmen der pulmonalen Rehabilitation erlernen die Teilnehmer spezielle Atemtechniken, die darauf abzielen, die Atemmuskulatur zu stärken und die Effizienz der Atmung zu verbessern. Diese Techniken können helfen, das Gefühl der Atemnot zu reduzieren und den Sauerstoffaustausch zu maximieren, was besonders bei Aktivitäten, die eine erhöhte körperliche Anstrengung erfordern, von Vorteil ist. Zusätzlich beinhaltet das Programm körperliche Trainingskomponenten, die auf die individuelle Leistungsfähigkeit und die Toleranz der Patienten abgestimmt sind. Ziel ist es, die allgemeine Ausdauer und die körperliche Leistungsfähigkeit schrittweise zu steigern, ohne die Betroffenen zu überfordern.

Ein weiterer wesentlicher Bestandteil der pulmonalen Rehabilitation ist die Bildungskomponente, die darauf abzielt, den Patienten ein besseres Verständnis ihrer Erkrankung zu vermitteln und sie über verschiedene Strategien zur Bewältigung ihrer Symptome zu informieren. Dies umfasst Informationen darüber, wie die Lunge funktioniert, wie respiratorische Erkrankungen die Atemwege beeinflussen und wie Verhaltensänderungen, wie das Vermeiden von Schadstoffen oder das richtige Management von Umweltreizen, zur Symptomkontrolle beitragen können.

Darüber hinaus bietet die pulmonale Rehabilitation oft auch psychosoziale Unterstützung, da chronische Atembeschwerden häufig mit Angstzuständen, Depressionen und sozialer Isolation einhergehen. Psychologische

Betreuung und Gruppentherapiesitzungen können den Patienten helfen, besser mit den emotionalen und psychischen Belastungen ihrer Erkrankung umzugehen. Die Teilnahme an einer Gruppe bietet zudem die Möglichkeit, Erfahrungen auszutauschen und Unterstützung von anderen zu erhalten, die ähnliche Herausforderungen erleben.

Die Kombination dieser therapeutischen Elemente in einem koordinierten Rehabilitationsprogramm kann wesentlich dazu beitragen, die Symptome zu lindern, die Funktionalität zu verbessern und den Patienten zu helfen, ein aktiveres und erfüllteres Leben zu führen. Die Erfolge der pulmonalen Rehabilitation haben gezeigt, dass eine solche interdisziplinäre Herangehensweise eine effektive Methode ist, um die langfristigen Auswirkungen von respiratorischen Erkrankungen wie Long COVID zu managen.

bb. Medikamentöse Therapie

Medikamentöse Therapie spielt eine entscheidende Rolle bei der Behandlung von Atembeschwerden, die mit Long COVID und anderen chronischen respiratorischen Erkrankungen einhergehen. Die Verwendung von Medikamenten wie Bronchodilatatoren und Steroiden zielt darauf ab, die Atemwege zu erweitern und Entzündungen zu reduzieren, um das Atmen zu erleichtern und die Lebensqualität der Betroffenen zu verbessern.

Bronchodilatatoren sind Medikamente, die darauf ausgelegt sind, verengte Atemwege schnell zu erweitern. Sie wirken, indem sie die Muskeln um die Atemwege entspannen, was sofortige Linderung von Symptomen wie Atemnot bietet. Diese Medikamente sind besonders hilfreich für Menschen, die an spastischen Atemwegserkrankungen leiden, und sie können sowohl für akute als auch für langfristige Behandlungen verwendet werden. Durch die Erweiterung der Luftwege verbessern Bronchodilatatoren die Luftzirkulation, was es den Patienten ermöglicht, effektiver zu atmen und aktiver zu sein, ohne schnell ermüdet zu werden.

Steroide, insbesondere inhalative Kortikosteroide, sind eine weitere wichtige Klasse von Medikamenten, die bei der Behandlung von Atemwegsentzündungen eingesetzt werden. Sie helfen, die chronische Entzündung der Atemwege zu kontrollieren, die eine häufige Ursache für Atembeschwerden und erhöhte Schleimproduktion ist. Durch die Reduzierung der Entzündung können Steroide dazu beitragen, die Häufigkeit und Schwere von Atemnot zu verringern und potenziell die Notwendigkeit für Notfallbehandlungen zu reduzieren.

Zusätzlich zur Behandlung der Symptome können entzündungshemmende Medikamente langfristige Schäden an den Atemwegen verhindern, die sonst zu weiteren Komplikationen und einer Verschlechterung der Lungenfunktion führen könnten. Diese Medikamente tragen dazu bei, die zugrundeliegenden Entzündungsprozesse, die zur Atemwegsverengung führen, zu unterdrücken und so die Progression der Krankheit zu verlangsamen.

Die Kombination dieser Medikamente kann besonders effektiv sein und wird oft auf die spezifischen Bedürfnisse des Patienten zugeschnitten. Die genaue Dosierung und Kombination der Medikamente hängt von der Schwere der Symptome und der allgemeinen Gesundheit des Patienten ab. Während Bronchodilatatoren schnelle Linderung bieten, arbeiten Steroide langsamer, um eine langfristige Kontrolle zu erreichen. Die Behandlung muss oft regelmäßig angepasst werden, um optimale Ergebnisse zu erzielen und Nebenwirkungen zu minimieren.

In der Gesamtheit ermöglicht die medikamentöse Therapie eine verbesserte Atmungsfunktion und eine erhöhte Toleranz gegenüber körperlicher Aktivität, was den Patienten ermöglicht, aktiver zu sein und ein erfüllteres Leben zu führen. Die sorgfältige Überwachung durch medizinisches Fachpersonal ist entscheidend, um sicherzustellen, dass die Behandlung effektiv bleibt und die Gesundheit des Patienten nicht durch potenzielle Nebenwirkungen der Medikamente beeinträchtigt wird.

cc. Sauerstofftherapie

Sauerstofftherapie ist eine weitere Behandlungsoption für Patienten, die unter schweren respiratorischen Einschränkungen leiden, wie sie oft bei fortgeschrittenen

Stadien von COVID-19 oder anderen schweren Atemwegserkrankungen vorkommen. Diese Therapieform wird eingesetzt, um die Sauerstoffversorgung im Blut zu erhöhen und sicherzustellen, dass lebenswichtige Organe wie das Herz und das Gehirn ausreichend mit Sauerstoff versorgt werden, was für die Aufrechterhaltung grundlegender Körperfunktionen entscheidend ist.

Bei der Sauerstofftherapie wird den Patienten über verschiedene Systeme zusätzlicher Sauerstoff zugeführt, oft durch eine Nasenkanüle oder eine Atemmaske. Diese Behandlung kann je nach Bedarf des Patienten intermittierend oder kontinuierlich angewendet werden. Bei einigen Patienten ist die Sauerstofftherapie nur während bestimmter Aktivitäten oder beim Schlafen notwendig, während andere möglicherweise eine ständige Zufuhr benötigen, um ihre Sauerstoffsättigung auf einem sicheren Niveau zu halten.

Die Entscheidung zur Anwendung von Sauerstofftherapie basiert typischerweise auf einer sorgfältigen Bewertung der Sauerstoffsättigung des Patienten, die durch ein Gerät namens Pulsoximeter gemessen wird. Wenn der Sauerstoffgehalt im Blut unter ein bestimmtes kritisches Niveau fällt, kann dies zu Hypoxie führen, einem Zustand, in dem das Gewebe nicht ausreichend mit Sauerstoff versorgt wird. Hypoxie kann schwerwiegende und dauerhafte Schäden an den Organen verursachen und muss daher umgehend behandelt werden.

Die regelmäßige Anwendung von Sauerstoff kann dazu beitragen, die Symptome wie Müdigkeit, Atemnot und kognitive Beeinträchtigungen, die häufig mit Sauerstoffmangel einhergehen, zu lindern. Darüber hinaus hilft die Sauerstofftherapie, die Schlafqualität zu verbessern und die körperliche Leistungsfähigkeit zu erhöhen, da der Körper besser mit dem essenziellen Element Sauerstoff versorgt wird.

Trotz der Vorteile der Sauerstofftherapie sind auch einige Herausforderungen und Vorsichtsmaßnahmen zu beachten. Eine Langzeitanwendung von Sauerstoff kann zu einer Austrocknung der Nasenschleimhäute führen, und bei unsachgemäßer Anwendung besteht das Risiko von Sauerstofftoxizität. Daher ist eine sorgfältige Überwachung und regelmäßige Bewertung durch medizinisches Fachpersonal notwendig, um die Therapie entsprechend anzupassen und potenzielle Komplikationen zu vermeiden.

Zusätzlich kann psychologische Unterstützung für das Management der mit den Atemproblemen verbundenen Angst und des Stresses von großer Bedeutung sein.

III. Herz-Kreislauf-Probleme

Herz-Kreislauf-Symptome sind eine häufige und besorgniserregende Manifestation von Long COVID, die das tägliche Leben der Betroffenen erheblich beeinträchtigen kann. Diese Symptome reichen von Herzklopfen und schnellem oder unregelmäßigem Herzschlag bis hin zu Brustschmerzen. Eine besonders herausfordernde Erkrankung im Zusammenhang mit diesen Symptomen ist das Posturale Orthostatische Tachykardie-Syndrom (POTS), das durch einen erheblichen Anstieg der Herzfrequenz beim Übergang vom Liegen zum Stehen gekennzeichnet ist und oft zu Schwindel, Lethargie und in einigen Fällen sogar zu Ohnmacht führen kann.

a. Beschreibung der Herz-Kreislauf-Symptome

Herzklopfen und unregelmäßige Herzschläge sind oft das Ergebnis einer Überaktivität des sympathischen Nervensystems, das als Reaktion auf Stress oder Entzündungen im Körper aktiviert wird. Diese Symptome können intermittierend oder konstant auftreten, abhängig von der Schwere und der individuellen physiologischen Reaktion des Betroffenen. Brustschmerzen, die bei Long COVID-Patienten auftreten, können alarmierend sein und erfordern eine sorgfältige medizinische Bewertung, um kardiale Ursachen von anderen möglichen Ursachen wie muskuloskeletalen Schmerzen oder Acid Reflux zu unterscheiden.

POTS tritt auf, wenn der autonome Nerv, der für die Regulierung der unwillkürlichen Körperfunktionen zuständig ist, fehlfunktioniert. Dies führt zu einer unzureichenden Anpassung des Körpers an Positionsänderungen, was zu einem übermäßigen Anstieg der Herzfrequenz und einer unzureichenden Blutzirkulation führt, insbesondere beim Aufstehen. Die Symptome können durch längeres Stehen verschlimmert werden und sind oft so schwerwiegend, dass sie die Fähigkeit der Betroffenen, zu stehen oder sich zu bewegen, ohne Schwindel oder Ohnmacht zu erleben, stark einschränken.

b. Auswirkungen auf die Lebensqualität

Die Auswirkungen dieser Herz-Kreislauf-Symptome auf die Lebensqualität können tiefgreifend sein. Die körperliche Leistungsfähigkeit wird oft stark eingeschränkt, was die Fähigkeit der Betroffenen, alltägliche Aktivitäten auszuführen oder an der Arbeit teilzunehmen, beeinträchtigt. Dies kann zu einer Verringerung der Unabhängigkeit und zu sozialer Isolation führen.

Darüber hinaus können diese Symptome erhebliche Angstzustände und Stress auslösen, da die Betroffenen besorgt über die möglichen langfristigen Folgen dieser Zustände für ihre Herzgesundheit sind. Die Angst vor potenziellen Herzereignissen oder anderen schwerwiegenden Komplikationen kann zu einer erhöhten psychischen Belastung führen, die ihrerseits wiederum die Herz-Kreislauf-Symptome verschlimmern kann.

c. Langfristige gesundheitliche Risiken

Langfristige Herz-Kreislauf-Probleme, wie sie bei einigen Personen nach einer COVID-19-Infektion auftreten, können tiefergehende und schwerwiegende gesundheitliche Folgen haben. Die kontinuierliche Belastung des Herz-Kreislauf-Systems durch anhaltende Symptome wie Herzklopfen, unregelmäßiger Herzschlag und Brustschmerzen kann im Laufe der Zeit das Risiko für chronische und potenziell lebensbedrohliche Herzkrankheiten erhöhen.

Das Herz und die Blutgefäße sind darauf ausgelegt, sich an unterschiedliche Belastungen anzupassen, aber lang anhaltende oder chronische Belastungen können zu dauerhaften Schäden führen. Bei anhaltender Überlastung, wie sie durch anhaltende Tachykardie oder Bluthochdruck verursacht wird, muss das Herz härter arbeiten, um Blut effizient durch den Körper zu pumpen. Diese Überarbeitung kann zu einer Verdickung der Herzmuskulatur führen, einem Zustand, der als hypertrophe Kardiomyopathie bekannt ist. Diese Verdickung kann die Effizienz des Herzens im Laufe der Zeit beeinträchtigen, was die Fähigkeit des Herzens verringert, Blut effektiv zu pumpen, was zu Herzinsuffizienz führen kann.

Zusätzlich können anhaltende Herz-Kreislauf-Probleme die Struktur der Herzgefäße beeinträchtigen. Chronische Entzündungsprozesse, die durch lang anhaltende Belastungen wie Infektionen ausgelöst werden, können zu Veränderungen in den Blutgefäßen führen, die die Arteriosklerose, also die Verhärtung und Verengung der Arterien, fördern. Dies erhöht das Risiko für Herzinfarkte und Schlaganfälle, da verengte oder verhärtete Arterien den Blutfluss zu lebenswichtigen Organen einschränken können.

Herzrhythmusstörungen, die durch anhaltende Stressfaktoren auf das Herz-Kreislauf-System ausgelöst werden, können ebenfalls schwerwiegende Konsequenzen haben. Wenn der normale Rhythmus des Herzens gestört ist, kann dies zu einer ineffizienten Blutzirkulation führen, die die Versorgung des Körpers mit Sauerstoff und Nährstoffen beeinträchtigt. In schweren Fällen können solche Rhythmusstörungen zu plötzlichen Herztoden führen, insbesondere wenn sie nicht diagnostiziert und behandelt werden.

Die kumulative Wirkung dieser Probleme kann nicht nur die Lebensqualität beeinträchtigen, sondern auch die Lebenserwartung verkürzen. Daher ist es entscheidend, dass Personen mit anhaltenden Herz-Kreislauf-Symptomen nach einer COVID-19-Infektion engmaschig medizinisch überwacht und behandelt werden. Die Früherkennung und Behandlung von Herz-Kreislauf-Erkrankungen spielen eine entscheidende Rolle bei der Minimierung des Risikos schwerer Langzeitkomplikationen. Regelmäßige kardiologische Untersuchungen, angepasste Therapien und möglicherweise lebensstilanpassende Maßnahmen sind wesentlich, um die Herzgesundheit zu schützen und das Risiko zukünftiger kardiovaskulärer Ereignisse zu minimieren.

Angesichts der Komplexität und der potenziell schwerwiegenden Natur dieser Symptome ist eine umfassende medizinische Betreuung entscheidend. Diese sollte eine gründliche Diagnose umfassen, um die genaue Ursache und Schwere der Symptome zu bestimmen, gefolgt von einem individuell angepassten Behandlungsplan. Monitoring und regelmäßige Nachuntersuchungen sind ebenfalls wichtig, um die Entwicklung des Zustands zu verfolgen und die Behandlung bei Bedarf anzupassen. In vielen Fällen kann eine Kombination aus Medikamenten, Lebensstilanpassungen und in einigen Fällen Rehabilitation erforderlich sein, um die Symptome zu managen und die Lebensqualität zu verbessern.

Die körperlichen Symptome von Long COVID sind nicht nur isoliert betrachtet herausfordernd, sondern interagieren oft miteinander und verschlimmern gemeinsam die funktionellen Einschränkungen. Die Erschöpfung kann beispielsweise die Atembeschwerden verschlechtern, und Herz-Kreislauf-Probleme können die allgemeine Erschöpfung und das Unwohlsein verstärken. Diese Wechselwirkungen tragen zu einem Teufelskreis bei, der es den Betroffenen erschwert, zur Normalität zurückzukehren und eine effektive Erholung zu finden.

D. Neurologische und kognitive Symptome

Long COVID kann daneben auch erhebliche neurologische und kognitive Symptome umfassen, die für viele Betroffene zu den am stärksten beeinträchtigenden Aspekten ihrer Erkrankung zählen. Zu den häufig berichteten Problemen gehören „Brain Fog", Kopfschmerzen und sensorische Störungen.

I. Brain Fog (kognitive Beeinträchtigung)

Brain Fog bei Long COVID ist ein Zustand, der in der Folge einer COVID-19-Erkrankung auftritt und sich durch eine Vielzahl kognitiver Beeinträchtigungen kennzeichnet.

a. Symptome

Personen, die unter diesem Phänomen leiden, berichten über eine Reihe von Symptomen, die das tägliche Funktionieren erheblich beeinträchtigen können. Dazu zählen Gedächtnisstörungen, Konzentrationsprobleme, eine verlangsamte Informationsverarbeitung und Schwierigkeiten beim Multitasking. Diese Symptome werden oft als das Gefühl eines dichten „Nebels" im Kopf beschrieben, welcher klares Denken und schnelle geistige Reaktionen behindert.

Die Auswirkungen von Brain Fog sind weitreichend und betreffen sowohl das berufliche als auch das private Leben der Betroffenen. Im Berufsleben kann diese kognitive Beeinträchtigung dazu führen, dass Betroffene Mühe haben, ihren Arbeitsanforderungen gerecht zu werden. Sie können Probleme haben, komplexe Aufgaben zu bewältigen, effektiv zu kommunizieren oder unter Zeitdruck produktiv zu bleiben. Diese Veränderungen können zu einer verringerten Arbeitsleistung führen und sogar den Arbeitsplatz gefährden.

Im Alltagsleben macht sich Brain Fog ebenfalls stark bemerkbar. Alltägliche Entscheidungen, die vor der Erkrankung möglicherweise mühelos getroffen wurden, können zu einer großen Herausforderung werden. Auch die Fähigkeit, den Haushalt zu führen oder familiäre Verpflichtungen zu managen, kann beeinträchtigt werden. Dies führt häufig zu einer erhöhten Abhängigkeit von anderen, was das Gefühl der Unabhängigkeit und Selbstbestimmung stark beeinflussen kann.

Viele Betroffene berichten von einer Verschlechterung ihrer Lebensqualität. Die ständige Auseinandersetzung mit den kognitiven Einschränkungen und deren Folgen kann zu Frustration, Stress und in manchen Fällen auch zu sozialer Isolation führen. Die psychologische Belastung, die durch den anhaltenden kognitiven Nebel entsteht, kann auch das Risiko für weitere gesundheitliche Probleme erhöhen, einschließlich Depressionen und Angstzuständen.

b. Behandlungsansätze

Die Bewältigung von Brain Fog erfordert einen multidimensionalen Ansatz, der medizinische, psychologische und alltagspraktische Aspekte miteinbezieht. Dieser Ansatz zielt darauf ab, die Lebensqualität der Betroffenen zu verbessern und ihnen zu ermöglichen, sowohl im beruflichen als auch im privaten Bereich effektiver zu funktionieren.

- Eine gründliche medizinische Bewertung ist entscheidend, um zugrunde liegende Ursachen des Brain Fogs zu identifizieren und zu behandeln. Ärzte können Medikamente verschreiben, die bestimmte Symptome lindern, wie z.B. Medikamente zur Verbesserung der Konzentration oder zur Reduktion von Müdigkeit. Zusätzlich können sie die Betroffenen an Spezialisten wie Neurologen oder Psychiater verweisen, die auf kognitive Beeinträchtigungen spezialisiert sind.
- Kognitive Rehabilitation, angeboten durch Fachkräfte wie Ergotherapeuten oder Neuropsychologen, kann sehr hilfreich sein. Diese Therapien umfassen spezielle Übungen, die darauf abzielen, Gedächtnis, Aufmerksamkeit und exekutive Funktionen zu stärken. Solche Programme sind oft maßgeschneidert und berücksichtigen die spezifischen Bedürfnisse und Ziele des Einzelnen.
- Eine gesunde Ernährung, regelmäßige körperliche Aktivität und ausreichend Schlaf sind

grundlegende Aspekte, die zur Verbesserung der kognitiven Funktion beitragen können. Stressmanagement-Techniken wie Meditation, Yoga oder achtsamkeitsbasierte Stressreduktion können ebenfalls unterstützend wirken, da Stress oft die Symptome von Brain Fog verschlimmern kann.

- Oft ist es notwendig, die Arbeitsbedingungen anzupassen, um den Anforderungen des Brain Fogs gerecht zu werden. Dies kann die Reduzierung der Arbeitsstunden, die Umstrukturierung von Aufgaben oder die Bereitstellung spezieller Arbeitsmittel umfassen. Arbeitgeber können hierbei Unterstützung leisten, indem sie flexible Arbeitszeiten oder Homeoffice-Optionen anbieten.
- Da Brain Fog auch emotional belastend sein kann, ist professionelle psychologische Betreuung wichtig. Psychologen oder Psychotherapeuten können Strategien vermitteln, um mit Frustration, Angst und Depression umzugehen, die oft als Sekundäreffekte von chronischen Gesundheitszuständen auftreten.
- Die Rolle der Familie und Freunde kann nicht unterschätzt werden. Sie bieten emotionale Unterstützung, Verständnis und praktische Hilfe, die für die Bewältigung des täglichen Lebens entscheidend sind. Soziale Unterstützung kann auch darin bestehen, dass Angehörige an

Arztbesuchen teilnehmen, um besser zu verstehen, wie sie unterstützen können.

Insgesamt erfordert die Bewältigung von Brain Fog eine koordinierte Anstrengung zwischen Betroffenen, Gesundheitsdienstleistern, Arbeitgebern und der sozialen Umgebung. Die Anerkennung und das Management dieser Zustände sind wesentliche Schritte, um den Betroffenen zu helfen, ihre Lebensqualität zu verbessern und ihre Unabhängigkeit so weit wie möglich zu erhalten.

II. Kopfschmerzen

Kopfschmerzen, die im Kontext von Long COVID auftreten, stellen eine besondere Herausforderung für Betroffene dar. Diese Kopfschmerzen sind oft chronisch und können in ihrer Intensität und Form variieren, wobei sie entweder migräneartige Züge annehmen oder als Druck- und Spannungskopfschmerzen erlebt werden. Die Variabilität und Schwere der Symptome machen die Behandlung und das tägliche Management komplex.

a. Charakteristika der Kopfschmerzen

Migräneartige Kopfschmerzen sind typischerweise durch pulsierenden oder pochenden Schmerz gekennzeichnet, der sich oft auf eine Seite des Kopfes konzentriert. Diese Art von Kopfschmerz kann von Übelkeit, Erbrechen und einer extremen Empfindlichkeit gegenüber Licht und Lärm begleitet sein. Druck- und Spannungskopfschmerzen hingegen fühlen sich an, als ob ein Band fest um den Kopf gezogen wird. Sie sind weniger intensiv als Migräne, aber können länger andauern und sich über den ganzen Kopf ausbreiten.

Die anhaltende Präsenz dieser Kopfschmerzen kann stark beeinträchtigend wirken. Sie beeinflussen die tägliche Routine, da die Schmerzepisoden so intensiv sein können, dass normale Aktivitäten, wie Arbeit, soziale Interaktionen und sogar grundlegende Selbstversorgung, unterbrochen oder unmöglich gemacht werden. Die Fähigkeit, konzentriert und effektiv zu arbeiten, leidet oft erheblich, was die berufliche Leistung und die Karrierechancen der Betroffenen negativ beeinflussen kann.

Häufig treten die Kopfschmerzen zusammen mit anderen sensorischen Überempfindlichkeiten auf, wie einer erhöhten Empfindlichkeit gegenüber Licht (Photophobie) und Lärm (Phonophobie). Diese zusätzlichen Symptome können die Lebensqualität weiter reduzieren und einfache Alltagstätigkeiten wie Einkaufen gehen oder in heller Umgebung arbeiten, zu einer Herausforderung machen. In manchen Fällen können diese Empfindlichkeiten so ausgeprägt sein, dass sich Betroffene zurückziehen und soziale Isolation erleben.

b. Management und Behandlung

Die Behandlung dieser Art von Kopfschmerzen erfordert oft eine Kombination aus Medikation, Anpassungen im Lebensstil und therapeutischen Interventionen. Medikamente können von herkömmlichen Schmerzmitteln bis hin zu spezifischen Migränemedikamenten reichen, abhängig von der Art und Schwere der Kopfschmerzen. Eine Anpassung des Lebensstils, wie die Einführung regelmäßiger Ruhepausen, die Reduzierung von Stress und der Einsatz von Entspannungstechniken, kann ebenfalls hilfreich sein.

Aufgrund der chronischen Natur und der damit verbundenen emotionalen Belastung ist psychologische Unterstützung von großer Bedeutung. Techniken zur Stressbewältigung, kognitive Verhaltenstherapie und möglicherweise auch Beratung können Betroffenen helfen, besser mit den Auswirkungen ihrer Kopfschmerzen umzugehen.

Die ganzheitliche Behandlung und Unterstützung von Personen mit Long-COVID-Kopfschmerzen ist entscheidend, um ihre Lebensqualität zu verbessern und ihnen zu helfen, sowohl im beruflichen als auch im privaten Bereich besser zu funktionieren. Der Schlüssel liegt darin, einen personalisierten Ansatz zu verfolgen, der die individuellen Symptome und Bedürfnisse der Betroffenen berücksichtigt.

III. Sensorische Störungen

Die sensorischen Störungen, die ebenfalls im Rahmen von Long COVID auftreten können, sind vielfältig und betreffen grundlegende menschliche Fähigkeiten, was tiefgreifende Auswirkungen auf die Betroffenen hat. Zu diesen Störungen gehören Veränderungen des Geruchs- und Geschmackssinns, visuelle Störungen und eine veränderte Empfindlichkeit für Berührungen. Diese Beeinträchtigungen sind nicht nur auf physiologischer Ebene störend, sondern beeinflussen auch die psychosoziale und emotionale Gesundheit der Betroffenen.

a. Veränderungen im Geruchs- und Geschmackssinn

Einige Long COVID-Patienten erleben einen vollständigen Verlust des Geschmacks- und Geruchssinns, bekannt als Anosmie und Ageusie. Diese Zustände können besonders beunruhigend sein, da Geruch und Geschmack wesentliche Komponenten der Nahrungsaufnahme und der Freude am Essen darstellen. Der Verlust dieser Sinne kann tiefgreifende Auswirkungen auf die Lebensqualität haben, indem er die Fähigkeit beeinträchtigt, Nahrungsmittel zu genießen oder sogar sicher zu konsumieren.

Darüber hinaus leiden andere Patienten unter Parosmie oder Dysgeusie, bei denen die Wahrnehmung von Gerüchen und Geschmäckern verzerrt ist. Vertraute Gerüche und Geschmäcker können plötzlich unangenehm oder gänzlich unerkennbar werden, was den Alltag weiter kompliziert und das Esserlebnis negativ beeinflusst. Diese sensorischen Veränderungen sind nicht nur irritierend, sondern können auch das Essverhalten und die sozialen Interaktionen beeinträchtigen, da die Mahlzeiten oft im Mittelpunkt sozialer Zusammenkünfte stehen.

b. Visuelle Störungen

Visuelle Probleme, die im Rahmen von Long COVID auftreten, umfassen eine Reihe von Symptomen, die das Sehvermögen betreffen und weitreichende Auswirkungen auf das tägliche Leben haben können. Unscharfes Sehen, Doppeltsehen und eine Überempfindlichkeit gegenüber Licht sind einige der häufigsten visuellen Beschwerden, die Betroffene erleben. Diese Symptome können die Fähigkeit, alltägliche Aufgaben zu bewältigen, erheblich beeinträchtigen.

Unscharfes Sehen kann es schwierig machen, Texte zu lesen oder Details in der Umgebung klar zu erkennen, was nicht nur bei alltäglichen Aktivitäten wie dem Lesen von Schildern oder der Bedienung von Haushaltsgeräten, sondern auch bei der Arbeit problematisch sein kann. Doppeltsehen verschärft diese Probleme, da es die räumliche Wahrnehmung stört und das Erkennen von Objekten oder die Orientierung im Raum erschwert. Solche Sehstörungen können besonders beim Autofahren oder bei anderen Aktivitäten, die eine genaue visuelle Koordination erfordern, gefährlich sein.

Die Überempfindlichkeit gegenüber Licht, auch als Photophobie bekannt, führt dazu, dass normales Tageslicht oder künstliches Licht als unangenehm oder schmerzhaft empfunden wird. Dies kann dazu führen, dass Betroffene helle Umgebungen meiden müssen, was die Teilnahme an sozialen Aktivitäten einschränken und zu einer Verringerung der Lebensqualität führen kann. Die ständige Notwendigkeit, sich in gedimmten oder dunklen Räumen aufzuhalten, kann auch depressive Stimmungen fördern oder bestehende depressive Symptome verstärken.

Die berufliche Leistungsfähigkeit kann unter diesen visuellen Problemen besonders leiden. Aufgaben, die eine genaue visuelle Wahrnehmung erfordern, wie das Arbeiten am Computer, das Führen von Fahrzeugen oder das Bedienen von Maschinen, können zunehmend schwieriger werden. Dies kann zu einer verminderten Arbeitsproduktivität führen und im schlimmsten Fall die berufliche Zukunft der Betroffenen gefährden.

Die Behandlung dieser visuellen Symptome erfordert oft eine Kombination aus medizinischer Betreuung, speziellen visuellen Hilfsmitteln wie Brillen oder Kontaktlinsen und gegebenenfalls Anpassungen am Arbeitsplatz oder in der häuslichen Umgebung, um die Lichtverhältnisse zu optimieren. In einigen Fällen kann auch eine therapeutische Intervention helfen, die visuelle Belastbarkeit zu verbessern oder Anpassungsstrategien zu entwickeln, die es den Betroffenen ermöglichen, trotz ihrer Einschränkungen ein aktives und erfülltes Leben zu führen.

c. Veränderte Empfindlichkeit für Berührungen

Veränderte Wahrnehmung von Berührungen, bekannt auch als taktile Sensitivität, kann sich auf viele Weisen bemerkbar machen und hat diverse Ursachen. Sie kann von einem leichten Kribbeln bis hin zu einer intensiven Schmerzempfindung reichen. Dieser Zustand kann durch eine Vielzahl von Faktoren bedingt sein, darunter neurologische Erkrankungen, Störungen im Nervensystem, Verletzungen oder auch psychische Leiden wie Angststörungen. Wenn die Nerven, die für die Empfindung in der Haut verantwortlich sind, beschädigt oder in ihrer Funktion gestört sind, können sie die Signale, die sie normalerweise übermitteln, fehlerhaft weitergeben. Dies führt dazu, dass alltägliche Berührungen, die normalerweise als harmlos oder sogar angenehm empfunden werden, als schmerzhaft oder unangenehm wahrgenommen werden.

Zum Beispiel können Menschen mit neuropathischen Schmerzen durch beschädigte Nerven extrem empfindlich auf Berührungen reagieren, ein Zustand, der als Allodynie bezeichnet wird. Auch Menschen mit Diabetes können aufgrund einer diabetischen Neuropathie ähnliche Symptome erleben. Auf der anderen Seite kann eine verringerte Empfindungsfähigkeit, wie bei einer

Taubheit, dazu führen, dass Berührungen gar nicht oder nur gedämpft wahrgenommen werden, was wiederum das Risiko von unbemerkten Verletzungen erhöhen kann.

Solche Veränderungen in der Wahrnehmung können auch alltägliche Interaktionen beeinflussen. Eine Umarmung, das Halten von Händen oder selbst das Tragen von Kleidung kann unerträglich werden. Dies kann soziale Isolation fördern und die Lebensqualität erheblich beeinträchtigen. Darüber hinaus können Berufsgruppen, die regelmäßigen körperlichen Kontakt erfordern, wie Pflegepersonal oder Physiotherapeuten, besonders betroffen sein. Es ist wichtig, dass Personen, die solche Symptome erfahren, ärztlichen Rat einholen, da eine frühzeitige Diagnose und Behandlung helfen kann, die Symptome zu lindern und die Lebensqualität zu verbessern.

d. Auswirkungen auf Sicherheit und Alltagsleben

Die Unfähigkeit, verdorbene Lebensmittel zu erkennen oder gefährliche Gase wie Rauch zu riechen, kann die persönliche Sicherheit gefährden. Auch die Fähigkeit, auf visuelle und taktile Reize angemessen zu reagieren, kann eingeschränkt sein, was weitere Risiken im Alltag mit sich bringt.

Essen ist eine soziale Aktivität und ein wichtiger Teil der Kultur und persönlichen Identität. Störungen im Geruchs- und Geschmackssinn können das soziale Leben beeinträchtigen und zu einem Verlust des Essvergnügens führen, was wiederum das allgemeine Wohlbefinden mindern kann. Zudem können die Einschränkungen in der Kommunikation und Interaktion mit der Umwelt zu sozialer Isolation und emotionalen Schwierigkeiten wie Depressionen und Angst führen.

e. Management und Behandlung

Es gibt verschiedene Behandlungsansätze, die von Medikamenten über physikalische Therapien bis hin zu Verhaltenstherapien reichen können, je nach Ursache und Schweregrad der Empfindungsstörung.

Die Behandlung veränderter Wahrnehmungen von Berührungen wird in der Regel auf die spezifische Ursache und den Schweregrad der Symptome abgestimmt. Medikamente spielen oft eine zentrale Rolle, insbesondere wenn es darum geht, Schmerzen zu lindern oder die Nervenfunktion zu verbessern. Zum Beispiel können bei neuropathischen Schmerzen Medikamente wie Antikonvulsiva, die ursprünglich zur Behandlung von Epilepsie entwickelt wurden, oder Antidepressiva eingesetzt werden, um die Nervenleitungen zu stabilisieren und Schmerzsignale zu modulieren.

Physikalische Therapien sind ebenfalls ein wichtiger Bestandteil der Behandlung, insbesondere wenn die Ursache in physischen Verletzungen oder Erkrankungen liegt, die das muskuloskelettale System betreffen. Physiotherapie kann helfen, die Funktionsfähigkeit zu verbessern, Schmerzen zu reduzieren und die Beweglichkeit zu fördern. Techniken wie Wärme- oder Kältetherapie, elektrische Stimulation oder Ultraschall können ebenfalls zur Schmerzlinderung beitragen.

Verhaltenstherapien und psychologische Unterstützung sind ebenfalls entscheidend, wenn die veränderte Wahrnehmung von Berührungen mit psychischen Faktoren zusammenhängt oder wenn sie erhebliche Angst und Stress verursacht. Kognitive Verhaltenstherapie kann Patienten beispielsweise dabei helfen, besser mit ihrem Schmerz umzugehen, indem sie dysfunktionale Denkmuster und Verhaltensweisen adressieren, die zur Schmerzverstärkung beitragen können. Entspannungstechniken, Achtsamkeitsübungen und Stressmanagement-Strategien sind ebenfalls wichtige Elemente dieser Therapieansätze.

Zusätzlich können auch alternative Behandlungsformen wie Akupunktur oder Aromatherapie ergänzend genutzt werden, um Symptome zu lindern und das allgemeine Wohlbefinden zu verbessern. Jede Behandlung erfordert jedoch eine individuelle Anpassung und sollte unter Aufsicht von Fachpersonal erfolgen, um die beste Wirksamkeit und Sicherheit zu gewährleisten. Es ist auch wichtig, dass Patienten aktiv in ihren Behandlungsprozess einbezogen werden und regelmäßig mit ihren Behandlern über den Fortschritt und etwaige Anpassungen der Therapie sprechen.

Die neurologischen und kognitiven Symptome von Long COVID können isoliert oder in Kombination mit anderen physischen und psychischen Gesundheitsproblemen auftreten. Diese Symptome erfordern oft spezialisierte medizinische und neuropsychologische Interventionen. Die Behandlung kann Medikamente zur Symptomkontrolle, kognitive Rehabilitation und psychotherapeutische Unterstützung umfassen, um den Betroffenen zu helfen, Strategien zur Bewältigung dieser anhaltenden und oft belastenden Symptome zu entwickeln.

E. Psychologische und emotionale Symptome, Langzeitfolgen

Die psychologischen und emotionalen Auswirkungen von Long COVID sind ebenso bedeutsam wie die physischen Symptome und können gravierende Langzeitfolgen für die Betroffenen haben. Zu den häufigsten psychologischen Symptomen zählen Angstzustände, Depressionen und das posttraumatische Stresssyndrom (PTSD), die alle die Lebensqualität erheblich beeinträchtigen können.

I. Psychologische und emotionale Symptome

a. Angstzustände und Depressionen

Long COVID bringt eine Vielzahl von lang anhaltenden Symptomen mit sich, die das tägliche Leben der Betroffenen erheblich beeinflussen können. Unter diesen Symptomen sind psychische Beschwerden wie Angstzustände und Depressionen besonders hervorzuheben, da sie die Lebensqualität deutlich reduzieren und die Erholung erschweren.

Die anhaltenden Gefühle von Angst und Depression bei Long COVID-Patienten können durch verschiedene Faktoren verstärkt werden. Einer der Hauptgründe ist die anhaltende Unsicherheit über den

Krankheitsverlauf. Viele Betroffene erleben unvorhersehbare Symptomfluktuationen ohne klare Prognose, was zu ständiger Sorge um die eigene Gesundheit und Zukunft führt. Zudem können die physischen Einschränkungen, die mit Long COVID einhergehen, wie anhaltende Müdigkeit, Atembeschwerden und Schmerzen, das Gefühl der Hilflosigkeit und des Kontrollverlusts über das eigene Leben verstärken.

Die Isolation, die oft aus den langen Krankheitsphasen resultiert, spielt ebenfalls eine große Rolle bei der Verschärfung dieser psychischen Symptome. Aufgrund der Notwendigkeit, sich auszuruhen und zu erholen, sowie wegen der anhaltenden Ansteckungsgefahr in den frühen Stadien der Erkrankung, ziehen sich viele Patienten sozial zurück. Dies kann zu Einsamkeit führen und das Gefühl der Isolation verstärken, was wiederum depressive Stimmungen begünstigt.

Die Behandlung von Angst und Depression bei Long COVID erfordert einen integrativen Ansatz. Psychotherapie, insbesondere kognitive Verhaltenstherapie, kann effektiv dabei helfen, negative Denkmuster zu erkennen und zu verändern, die zur Angst und Depression beitragen. Medikamentöse Behandlungen können ebenfalls angebracht sein, besonders wenn die Symptome schwerwiegend sind.

Darüber hinaus ist soziale Unterstützung entscheidend. Die Einbindung in eine Gemeinschaft, sei es durch virtuelle Support-Gruppen oder durch direkten Kontakt mit Freunden und Familie, kann helfen, das Gefühl der

Isolation zu durchbrechen und emotionalen Rückhalt bieten. Rehabilitationstherapien können auch dazu beitragen, die körperliche Gesundheit und das Wohlbefinden zu verbessern, was wiederum positive Auswirkungen auf die psychische Gesundheit hat.

Insgesamt erfordert die Bewältigung von Angst und Depression bei Long COVID eine umfassende Betrachtung der physischen, psychischen und sozialen Aspekte der Erkrankung. Durch eine Kombination aus medizinischer, psychologischer und sozialer Unterstützung können Betroffene eine bessere Bewältigung ihrer Symptome erreichen und ihre Lebensqualität verbessern.

b. Schlafstörungen

Schlafprobleme sind ein häufiges und belastendes Symptom bei Long COVID und können vielfältige Auswirkungen auf die Gesundheit und das tägliche Wohlbefinden der Betroffenen haben. Die Ursachen für Schlafstörungen in diesem Kontext sind vielschichtig und oft miteinander verwoben.

Zum einen kann die Angst, die durch die Unsicherheit über den Krankheitsverlauf und die langfristigen Gesundheitsfolgen entsteht, zu Schlafstörungen führen. Die Sorge um die eigene Gesundheit und die Zukunft kann zu erhöhtem Stress führen, der es schwer macht, nachts zur Ruhe zu kommen. Dies wird oft von einem überaktiven Geist begleitet, der es den Betroffenen erschwert, abzuschalten und einzuschlafen.

Zum anderen können die körperlichen Symptome von Long COVID, wie anhaltende Schmerzen, Atembeschwerden oder nächtliche Hustenanfälle, den Schlaf direkt stören. Diese physischen Beschwerden können das Einschlafen erschweren oder dazu führen, dass Patienten häufig nachts aufwachen, was die Schlafqualität erheblich beeinträchtigt.

Darüber hinaus kann der während der akuten Krankheitsphasen gestörte Rhythmus langfristige Auswirkungen auf die Schlafmuster haben. Viele Menschen finden es schwierig, nach einer Erkrankung wieder in einen normalen Schlaf-Wach-Rhythmus zurückzufinden, besonders wenn sie über längere Zeit bettlägerig waren oder ihre Tagesaktivitäten stark eingeschränkt waren.

Schlechter Schlaf kann eine Kaskade von negativen Gesundheitsauswirkungen nach sich ziehen. Tagesmüdigkeit ist eine der direktesten Folgen schlechten Schlafs, die die Fähigkeit, tägliche Aufgaben zu bewältigen und aktiv zu bleiben, beeinträchtigen kann. Kognitive Beeinträchtigungen, wie Konzentrationsprobleme, Gedächtnisschwierigkeiten oder verlangsamte Denkprozesse, sind ebenfalls häufige Konsequenzen. Diese können sich wiederum negativ auf die Arbeitsleistung und die sozialen Interaktionen auswirken. Zudem kann anhaltender schlechter Schlaf das Immunsystem schwächen und die allgemeine körperliche Gesundheit verschlechtern, was besonders problematisch ist, da das Immunsystem eine Schlüsselrolle in der Erholung von Long COVID spielt.

Die Behandlung von Schlafstörungen bei Long COVID erfordert oft einen multimodalen Ansatz. Dies kann die Anpassung der Schlafumgebung, die Einrichtung einer regelmäßigen Schlafenszeit, Entspannungstechniken vor dem Schlafengehen sowie, wenn nötig, medikamentöse Unterstützung umfassen. Professionelle Beratung oder eine spezialisierte Schlaftherapie kann für schwerwiegendere Fälle angebracht sein. In einigen Fällen kann auch die Behandlung der zugrundeliegenden Angst oder Depression, die den Schlaf beeinträchtigt, erforderlich sein.

c. Emotionale Erschöpfung

Die ständige Belastung durch die Krankheit und die Sorge um die eigene Gesundheit können zu emotionaler Erschöpfung führen, was das tägliche Funktionieren weiter erschwert. Dies wurde bereits ausführlich erläutert.

II. Langzeitfolgen wie PTSD

Posttraumatische Belastungsstörung (PTSD) kann nach einer Vielzahl von traumatischen Erfahrungen auftreten, einschließlich schwerwiegender gesundheitlicher Ereignisse wie einer COVID-19-Infektion oder einem damit verbundenen Krankenhausaufenthalt. Diese Erlebnisse können tiefgreifende psychische Narben hinterlassen, die sich in verschiedenen Symptomen manifestieren.

a. Symptome

Die typischen Symptome der PTSD umfassen intensive, ungewollte Flashbacks zu dem traumatischen Ereignis, die sich so real anfühlen können, als ob die Person das Ereignis erneut durchlebt. Alpträume sind ebenfalls häufig und können den Schlaf stören, was zu einer allgemeinen Schlafmangel und damit verbundenen Tagesmüdigkeit und Reizbarkeit führt. Diese Erinnerungen sind oft so belastend, dass die betroffene Person beginnt, Situationen oder Aktivitäten zu vermeiden, die Erinnerungen an das Trauma wachrufen könnten. Dieses Vermeidungsverhalten kann dazu führen, dass sich die Person zunehmend von sozialen Interaktionen zurückzieht und früher als angenehm empfundene Aktivitäten meidet.

Darüber hinaus ist anhaltende Angst ein zentrales Merkmal der PTSD. Diese kann sich als ständige Nervosität, erhöhte Wachsamkeit (Hypervigilanz) und übermäßige Schreckreaktionen äußern. Personen mit PTSD können sich auch dauerhaft unsicher oder bedroht fühlen, selbst in Situationen, die objektiv sicher sind.

Die Behandlung von PTSD nach einer schweren Krankheit wie COVID-19 erfordert auch hier oft einen integrierten Ansatz. Psychotherapie, insbesondere Methoden wie die kognitive Verhaltenstherapie oder die Eye

Movement Desensitization and Reprocessing (EMDR)-Therapie, hat sich als wirksam erwiesen, um die belastenden Erinnerungen und das Vermeidungsverhalten zu adressieren. In einigen Fällen kann auch eine medikamentöse Behandlung angezeigt sein, um die Symptome zu managen.

Darüber hinaus ist die Unterstützung durch Familie und Freunde von großer Bedeutung. Soziale Unterstützung kann die Isolation durchbrechen und die Genesung fördern. Bildungsarbeit über PTSD und die Erkennung ihrer Symptome kann ebenfalls helfen, Betroffene zu ermutigen, professionelle Hilfe zu suchen und Verständnis im sozialen Umfeld zu fördern. Es ist wichtig, dass sowohl die Betroffenen als auch ihre Angehörigen erkennen, dass PTSD eine behandelbare Störung ist und dass der erste Schritt zur Besserung darin besteht, sich Unterstützung zu suchen.

b. Auswirkungen

Posttraumatische Belastungsstörung (PTSD) kann tiefgreifende Auswirkungen auf nahezu alle Aspekte des täglichen Lebens einer Person haben. Die Störung beeinflusst nicht nur die psychische Gesundheit, sondern kann auch die physische Gesundheit, die sozialen Beziehungen, die berufliche Leistungsfähigkeit und die allgemeine Lebensqualität stark beeinträchtigen.

Die Fähigkeit, am täglichen Leben teilzunehmen, kann durch PTSD in verschiedener Weise beeinträchtigt werden. Zum Beispiel kann die Hypervigilanz und die ständige Angst dazu führen, dass alltägliche Situationen, wie das Fahren in öffentlichen Verkehrsmitteln oder der Besuch von belebten Orten, überwältigend und unerträglich erscheinen. Dies kann dazu führen, dass Personen mit PTSD sich dazu entscheiden, solche Situationen zu meiden, was wiederum ihre Fähigkeit, an normalen sozialen oder beruflichen Aktivitäten teilzunehmen, einschränkt.

Soziale Beziehungen können ebenfalls stark unter den Symptomen der PTSD leiden. Die Neigung zu Vermeidungsverhalten und Rückzug kann zu Isolation führen, da die Betroffenen sich von Freunden und Familie zurückziehen, um potenziell triggernde Interaktionen zu vermeiden. Diese Isolation kann wiederum depressive Symptome verstärken und das Gefühl der Einsamkeit erhöhen. Außerdem können die Reizbarkeit und die Schwierigkeiten im Umgang mit starken Emotionen, die oft mit PTSD einhergehen, zu Spannungen und Konflikten in Beziehungen führen.

Darüber hinaus kann PTSD die Erholung von anderen Long COVID-Symptomen behindern. Psychischer Stress und emotionale Belastungen haben nachweislich negative Auswirkungen auf das Immunsystem und andere körperliche Funktionen, was die Genesung verlangsamen kann. Stress kann Entzündungsprozesse im Körper verstärken und somit Symptome wie Müdigkeit, Schmerzen und kognitive Beeinträchtigungen, die häufig bei Long COVID auftreten, verschlimmern.

Die effektive Behandlung von PTSD ist daher entscheidend, nicht nur um die psychischen Symptome zu lindern, sondern auch um die allgemeine Genesung und die Wiederherstellung der Lebensqualität zu unterstützen. Ansätze wie Psychotherapie, Medikation und Unterstützung durch soziale Netzwerke sind zentral, um die verschiedenen Aspekte der Störung anzugehen und den Betroffenen zu helfen, wieder ein aktiveres und erfüllteres Leben zu führen.

c. Behandlung der psychologischen Symptome

aa. Psychotherapie

Die kognitive Verhaltenstherapie (KVT) ist eine der am weitesten verbreiteten und evidenzbasierten Therapieformen zur Behandlung von psychischen Störungen wie Depressionen, Angstzuständen und PTSD. Der Kern dieser Therapie besteht darin, ungesunde und destruktive Denkmuster, die das Verhalten und die Emotionen der Betroffenen negativ beeinflussen, zu identifizieren und zu modifizieren.

KVT basiert auf der Annahme, dass unsere Gedanken einen entscheidenden Einfluss auf unsere Gefühlswelt haben. Bei Menschen mit Depressionen, Angststörungen oder PTSD können bestimmte Denkmuster zu negativen emotionalen Reaktionen führen. Zum Beispiel kann eine Person mit Depressionen dazu neigen, Erfahrungen negativ zu interpretieren, was zu weiteren

Gefühlen der Hoffnungslosigkeit und Niedergeschlagenheit führt. Ähnlich kann eine Person mit PTSD durch bestimmte Gedanken und Erinnerungen Trigger erleben, die intensive Angst oder Flashbacks auslösen.

In der KVT arbeiten Therapeuten eng mit den Patienten zusammen, um solche dysfunktionalen Denkmuster zu erkennen. Dies geschieht oft durch Techniken wie das Führen von Tagebüchern oder durch spezifische Aufgaben, die die Patienten dazu anregen, ihre Gedanken während bestimmter Situationen zu beobachten und zu analysieren. Sobald diese Muster identifiziert sind, wird an Strategien gearbeitet, um sie zu hinterfragen und durch realistischere und weniger schädliche Gedanken zu ersetzen.

Ein wesentlicher Bestandteil der KVT ist das Erlernen von Coping-Strategien, die es den Betroffenen ermöglichen, besser mit Stress umzugehen, Angst zu bewältigen und Rückfälle zu verhindern. Dazu gehören oft auch Entspannungstechniken, Achtsamkeitsübungen und das Einüben neuer Verhaltensweisen, die in angstauslösenden oder depressiven Situationen angewendet werden können.

Die Wirksamkeit der KVT ist durch zahlreiche Studien belegt, die zeigen, dass sie zu Verbesserungen des emotionalen Wohlbefindens führen kann. Durch die Veränderung der Art und Weise, wie eine Person denkt und ihre Welt interpretiert, kann KVT dazu beitragen, die Symptome zu lindern und das allgemeine Wohlbefinden zu verbessern. Darüber hinaus bietet KVT den

Vorteil, dass die erlernten Techniken und Strategien den Betroffenen helfen, zukünftige Herausforderungen eigenständig zu bewältigen, was die langfristige psychische Gesundheit fördert.

bb. Medikamentöse Behandlung

Antidepressiva und Anxiolytika sind zwei Hauptkategorien von Medikamenten, die häufig zur Behandlung von psychischen Störungen wie Depressionen und Angstzuständen eingesetzt werden. Diese Medikamente spielen eine wichtige Rolle in der psychiatrischen Behandlung, da sie dazu beitragen können, die chemischen Ungleichgewichte im Gehirn zu korrigieren, die mit diesen Zuständen in Verbindung gebracht werden.

Antidepressiva wirken hauptsächlich auf Neurotransmitter im Gehirn, insbesondere auf Serotonin und Noradrenalin, die eine wichtige Rolle bei der Regulierung von Stimmung und Emotionen spielen. Es gibt verschiedene Klassen von Antidepressiva, darunter selektive Serotonin-Wiederaufnahmehemmer (SSRIs), Serotonin-Noradrenalin-Wiederaufnahmehemmer (SNRIs), trizyklische Antidepressiva (TCAs) und Monoaminooxidase-Hemmer (MAOIs). SSRIs und SNRIs sind aufgrund ihrer Wirksamkeit und ihres vergleichsweise günstigen Nebenwirkungsprofils die am häufigsten verschriebenen Antidepressiva.

Anxiolytika, einschließlich Benzodiazepine und Buspiron, werden speziell zur Behandlung von

Angststörungen verwendet. Benzodiazepine wirken schnell, um die Symptome von Angst und Panik zu lindern, indem sie die Aktivität von GABA, einem Neurotransmitter, der die Aktivität von Neuronen dämpft, verstärken. Allerdings können sie bei langfristiger Anwendung zu Abhängigkeit und Toleranz führen, weshalb sie in der Regel nur für kurzfristige Anwendung oder akute Angstzustände empfohlen werden. Buspiron ist eine Alternative, die langsamer wirkt, aber kein hohes Abhängigkeitspotenzial hat und daher für die langfristige Behandlung von Angstzuständen geeigneter sein kann.

Die Verwendung von Antidepressiva und Anxiolytika muss sorgfältig überwacht werden, da sie Nebenwirkungen haben können, darunter Müdigkeit, Gewichtsveränderungen, sexuelle Dysfunktion und in einigen Fällen sogar eine Verschlechterung der Symptome. Aus diesem Grund ist es wichtig, dass diese Medikamente unter der Aufsicht eines qualifizierten Gesundheitsdienstleisters verschrieben und deren Wirkung regelmäßig bewertet wird.

In der Gesamtheit der Behandlung psychischer Störungen sind Medikamente oft ein wesentlicher Teil eines umfassenderen Behandlungsplans, der auch Psychotherapie, Lebensstiländerungen und Unterstützung durch soziale Netzwerke umfassen kann. Die Kombination dieser Ansätze kann die besten Ergebnisse liefern, indem sie nicht nur die chemischen Ungleichgewichte im Gehirn adressieren, sondern auch die zugrundeliegenden psychologischen und sozialen Faktoren, die zur Entstehung und Aufrechterhaltung der Störung beitragen.

cc. Unterstützungsgruppen und soziale Unterstützung

Der Austausch mit anderen, die ähnliche Erfahrungen machen, kann enorm hilfreich sein. Unterstützungsgruppen bieten einen Raum, um Erfahrungen zu teilen und Strategien zur Bewältigung der Krankheit zu erlernen. Regelmäßige körperliche Aktivität, eine gesunde Ernährung und ausreichender Schlaf sind ebenfalls wichtig, um das psychische Wohlbefinden zu fördern und die Resilienz gegenüber psychischen Problemen zu stärken.

Die Behandlung psychologischer und emotionaler Symptome bei Long COVID erfordert immer einen umfassenden Ansatz, der sowohl auf die psychischen als auch auf die physischen Gesundheitsbedürfnisse der Betroffenen eingeht. Durch eine solche ganzheitliche Betreuung können Menschen mit Long COVID besser unterstützt werden, ihre Lebensqualität zu verbessern und sich von den umfassenden Auswirkungen der Erkrankung zu erholen.

F. Diagnoseverfahren

I. Diagnostischen Kriterien von Long COVID nach WHO und CDC

Die diagnostischen Kriterien für Long COVID, auch bekannt als Post-COVID-19-Zustand, variieren leicht zwischen verschiedenen Gesundheitsorganisationen wie der Weltgesundheitsorganisation (WHO) und den Centers for Disease Control and Prevention (CDC) in den USA. Beide Organisationen haben jedoch Richtlinien entwickelt, um Ärzten und medizinischem Personal zu helfen, Long COVID effektiv zu erkennen und zu behandeln. Hier ist eine Übersicht über die aktuellen Kriterien nach WHO und CDC:

a. Weltgesundheitsorganisation (WHO)

Die WHO definiert Long COVID (Post-COVID-19-Zustand) als das Auftreten von Symptomen, die in der Regel 3 Monate nach einer SARS-CoV-2-Infektion beginnen und mindestens 2 Monate andauern, ohne dass eine alternative Diagnose die Symptome vollständig erklären kann. Die wichtigsten Aspekte der WHO-Definition sind:

- Die Symptome sollten mindestens 3 Monate nach der anfänglichen COVID-19-Erkrankung beginnen und mindestens 2 Monate anhalten.

- Die Symptome können denen der akuten COVID-19-Phase ähneln oder neue Symptome sein, die nach der Erholung auftreten. Dazu gehören Müdigkeit, Atemnot, kognitive Dysfunktion und andere, die die tägliche Funktionsfähigkeit beeinträchtigen.
- Es sollte keine alternative Diagnose geben, die die Symptome vollständig erklärt.

b. Centers for Disease Control and Prevention (CDC)

Die CDC definiert Post-COVID-Zustände als eine breite Palette neuer, wiederkehrender oder anhaltender gesundheitlicher Probleme, die Menschen mehr als vier Wochen nach der ersten Virusinfektion erleben können. Die CDC hebt hervor:

- Zu den Symptomen gehören anhaltende Müdigkeit, Kopfschmerzen, Nebel im Kopf, Schlafstörungen, anhaltende Fieber, Muskelschmerzen, und mehr.
- Die CDC erkennt an, dass die Symptome und deren Schwere von Person zu Person variieren können und dass jeder, der eine COVID-19-Infektion hatte, unabhängig von der Schwere der ursprünglichen Symptome, anhaltende oder späte Symptome entwickeln kann.
- Die CDC betont die Notwendigkeit eines individuellen Ansatzes für das Management von Long

COVID, einschließlich einer umfassenden Bewertung und Anpassung der Behandlungspläne an die spezifischen Symptome und Bedürfnisse der Patienten.

Beide Organisationen, WHO und CDC, erkennen an, dass Long COVID eine Herausforderung in der Diagnose darstellt, da es keine spezifischen Tests gibt, die den Zustand eindeutig identifizieren können. Die Diagnose basiert daher hauptsächlich auf der klinischen Bewertung der Symptome und der Krankengeschichte des Patienten, einschließlich des Ausschlusses anderer Ursachen, die die Symptome erklären könnten. Dies unterstreicht die Komplexität des Post-COVID-19-Zustands und die Notwendigkeit einer sorgfältigen und individualisierten medizinischen Betreuung.

II. Untersuchungen, die zur Identifikation von Long COVID-Symptomen eingesetzt werden

Die Diagnose von Long COVID basiert hauptsächlich auf der klinischen Beurteilung der anhaltenden Symptome eines Patienten nach einer COVID-19-Infektion, da es bisher keine spezifischen Tests gibt, die ausschließlich zur Identifizierung von Long COVID entwickelt wurden. Allerdings werden verschiedene Tests und Untersuchungen eingesetzt, um die Symptome zu bewerten, andere Ursachen auszuschließen und das Ausmaß der Beteiligung verschiedener Organsysteme zu bestimmen.

a. Bluttests

Die Überwachung von Entzündungsmarkern und die Durchführung von Organfunktionsprüfungen sind wesentliche Aspekte in der Diagnose und Überwachung vieler Erkrankungen, einschließlich solcher, die mit chronischen Entzündungen oder systemischen Störungen verbunden sind.

Entzündungsmarker wie das C-reaktive Protein (CRP) und die Erythrozytensedimentationsrate (ESR) sind besonders wertvoll, um Entzündungsprozesse im Körper zu erkennen. CRP ist ein Protein, das von der Leber produziert wird und dessen Spiegel im Blut bei akuten Entzündungen ansteigen kann. Ein erhöhter CRP-Wert kann auf eine Vielzahl von entzündlichen Zuständen hinweisen, von Infektionen bis hin zu Autoimmunerkrankungen. Die Erythrozytensedimentationsrate misst, wie schnell rote Blutkörperchen in einer Blutprobe innerhalb einer Stunde zu Boden sinken. Eine höhere Rate kann ein Indikator für Entzündungen sein, da Entzündungsprozesse die Senkungsgeschwindigkeit der Zellen erhöhen können.

Weitere Biomarker, die bei der Beurteilung von Entzündungen hilfreich sein können, umfassen proinflammatorische Zytokine wie Interleukin-6 (IL-6) und Tumornekrosefaktor-alpha (TNF-alpha), die direkt an der Entzündungsreaktion beteiligt sind. Die Messung dieser Marker kann insbesondere bei der Diagnose und

Überwachung von Autoimmunerkrankungen oder chronischen Entzündungsprozessen nützlich sein.

Organfunktionsprüfungen spielen eine entscheidende Rolle bei der Beurteilung der allgemeinen Gesundheit und bei der Identifizierung möglicher Schäden oder Dysfunktionen in wichtigen Organen. Tests zur Überprüfung der Leberfunktion, wie die Bestimmung der Alanin-Aminotransferase (ALT) und Aspartat-Aminotransferase (AST), können Aufschluss über Leberschäden oder -erkrankungen geben. Nierenfunktionsprüfungen, einschließlich Kreatinin und Blutharnstoff-Stickstoff (BUN), helfen zu beurteilen, wie gut die Nieren Abfallstoffe aus dem Blut filtern.

Elektrolyttests, die Natrium, Kalium, Chlorid und andere wichtige Ionen messen, sind wichtig, um das Gleichgewicht dieser essentiellen Nährstoffe im Körper zu überwachen, was für die Aufrechterhaltung der normalen Zellfunktion und des Flüssigkeitshaushalts entscheidend ist. Ein vollständiges Blutbild (CBC) gibt Auskunft über die Gesundheit der Blutzellen und kann Anämie, Infektionen und andere Blutstörungen aufzeigen.

Die regelmäßige Überwachung dieser Tests kann entscheidend sein, um die Entwicklung von Krankheiten frühzeitig zu erkennen, die Wirksamkeit von Behandlungen zu beurteilen und andere potenzielle Gesundheitsprobleme auszuschließen. Dies ist besonders wichtig bei Personen mit chronischen Erkrankungen oder bei solchen, die anhaltende Symptome wie bei Long COVID erleben, da es ermöglicht, den Gesundheitszustand genau zu überwachen und entsprechend anzupassen.

b. Bildgebende Verfahren

Bildgebende Verfahren wie Thorax-Röntgenaufnahmen, CT-Scans und MRT sind entscheidend, um tiefergehende Einblicke in mögliche organische Schäden und Veränderungen im Körper nach einer Erkrankung wie COVID-19 zu gewinnen. Diese Techniken sind besonders wertvoll bei der Diagnose und dem Management von Komplikationen, die aus schweren Infektionen resultieren können.

Thorax-Röntgenaufnahme und CT-Scan des Thorax sind hilfreiche bildgebende Verfahren zur Bewertung der Lunge und anderer Strukturen im Brustkorb. Nach einer COVID-19-Infektion können diese Aufnahmen verwendet werden, um persistierende oder neu aufgetretene Lungenprobleme zu identifizieren. Sie können Anzeichen für fibrotische Veränderungen, persistierende Entzündungen oder andere Komplikationen wie Lungenembolien aufzeigen, die bei COVID-19-Patienten nach schweren Verläufen auftreten können. Ein CT-Scan bietet dabei im Vergleich zum Röntgenbild eine wesentlich detailliertere Darstellung der Lungenstruktur und kann selbst kleinste Veränderungen erkennen, die in einem Röntgenbild möglicherweise nicht sichtbar sind.

MRT des Gehirns ist eine weitere wichtige Untersuchungsmethode, besonders wenn es um neurologische Komplikationen geht. Bei Patienten, die nach einer COVID-19-Infektion anhaltende neurologische Symptome wie Kopfschmerzen, kognitive Beeinträchtigungen, Schwindel oder sensorische Störungen erleben, kann eine MRT eingesetzt werden, um strukturelle oder pathologische Veränderungen im Gehirn auszuschließen. Diese hochauflösende Bildgebungstechnik ermöglicht es, detaillierte Bilder des Gehirngewebes zu erstellen, um Entzündungen, Blutungen, Ischämien oder andere neurologische Abnormitäten zu identifizieren. Durch den Einsatz der MRT können Ärzte besser verstehen, inwieweit das Nervensystem betroffen ist, und entsprechende therapeutische Maßnahmen einleiten.

Diese bildgebenden Verfahren sind somit nicht nur für die Diagnosestellung kritisch, sondern auch für das Management und die Überwachung des Krankheitsverlaufs und der Erholung nach schweren Infektionskrankheiten. Sie bieten wertvolle Informationen, die entscheidend sind, um eine zielgerichtete Behandlung zu planen und durchzuführen, die auf die spezifischen Bedürfnisse und Bedingungen des Patienten abgestimmt ist.

c. Kardiologische Untersuchungen

Das EKG (Elektrokardiogramm) und das Echokardiogramm sind zwei grundlegende diagnostische

Werkzeuge in der Kardiologie, die wesentlich zur Beurteilung der Herzgesundheit beitragen.

Ein EKG ist ein nicht-invasives Verfahren, das die elektrische Aktivität des Herzens misst. Es ist besonders nützlich, um Herzrhythmusstörungen zu erkennen. Durch die Aufzeichnung der elektrischen Impulse, die während jedes Herzschlags entstehen, können Ärzte verschiedene Arten von Arrhythmien sowie andere Herzprobleme wie Herzinfarkt oder Ischämie identifizieren. Ein EKG kann schnell durchgeführt werden und liefert sofortige Ergebnisse, die es Ärzten ermöglichen, rasch auf potenziell lebensbedrohliche Zustände zu reagieren.

Das Echokardiogramm ist eine Ultraschalluntersuchung des Herzens, die detaillierte Bilder der Herzstruktur und -funktion liefert. Das Echokardiogramm kann die Bewegung des Herzmuskels, die Funktion der Herzklappen und die allgemeine Pumpfunktion des Herzens beurteilen. Dies ist besonders wichtig bei Patienten, die Symptome wie Brustschmerzen, Palpitationen, Kurzatmigkeit oder Erschöpfung aufweisen. Durch die Bewertung von Aspekten wie der Ejektionsfraktion – einem Maß für die Menge an Blut, die das Herz bei jedem Schlag ausstößt – hilft das Echokardiogramm, Zustände wie Herzinsuffizienz, Klappenerkrankungen und andere kardiale Anomalien zu diagnostizieren.

Beide Untersuchungen sind entscheidend für die kardiovaskuläre Diagnostik und spielen eine wichtige Rolle bei der frühzeitigen Erkennung von Herzproblemen, insbesondere bei Patienten, die eine schwere Erkrankung wie COVID-19 durchgemacht haben. COVID-19 wurde mit einer Reihe von Herz-Kreislauf-Problemen in Verbindung gebracht, darunter Myokarditis, Arrhythmien und sogar akute Herzinfarkte. Die frühzeitige und genaue Beurteilung der Herzfunktion mittels EKG und Echokardiogramm kann daher entscheidend sein, um langfristige Schäden zu vermeiden und eine angemessene Behandlung einzuleiten.

d. Lungenfunktionsprüfungen

Die Spirometrie ist ein wesentliches diagnostisches Verfahren in der Pulmologie, das verwendet wird, um die Funktion der Lunge zu beurteilen. Dieser Test misst, wie viel und wie schnell eine Person Luft ein- und ausatmen kann, was wertvolle Einblicke in das Vorhandensein und das Ausmaß von Lungenfunktionsstörungen bietet.

Während einer Spirometrie wird der Patient aufgefordert, tief einzuatmen und dann so kräftig und schnell wie möglich in ein Mundstück auszuatmen, das mit einem Spirometer verbunden ist. Dieses Gerät zeichnet sowohl das Volumen der ausgeatmeten Luft als auch die Geschwindigkeit der Ausatmung auf. Die wichtigsten Messwerte, die bei einer Spirometrie ermittelt werden, sind:

- FEV1 (Forciertes exspiratorisches Volumen in einer Sekunde): Dies ist die Menge an Luft, die eine Person innerhalb der ersten Sekunde der

forcierten Ausatmung ausstoßen kann. Ein reduzierter FEV1-Wert kann auf eine Obstruktion der Atemwege hinweisen, wie sie bei Erkrankungen wie Asthma oder chronisch obstruktiver Lungenerkrankung (COPD) vorkommt.
- FVC (Forcierte Vitalkapazität): Dies ist die Gesamtmenge an Luft, die nach einer tiefen Einatmung maximal ausgeatmet werden kann. Eine Reduktion der FVC kann auf eine restriktive Lungenerkrankung hinweisen, bei der die Lunge nicht vollständig mit Luft gefüllt werden kann, wie es bei Lungenfibrose oder nach einer schweren COVID-19-Infektion der Fall sein kann.
- Das Verhältnis von FEV1 zu FVC ist ebenfalls ein kritischer Indikator: Ein niedriges Verhältnis deutet typischerweise auf eine obstruktive Lungenerkrankung hin, während normale oder hohe Werte bei reduziertem FVC auf eine restriktive Erkrankung hindeuten können.

Spirometrie ist besonders nützlich, um das Vorhandensein und den Schweregrad von Atemwegserkrankungen zu diagnostizieren, zu klassifizieren und zu überwachen. Sie kann auch dazu beitragen, die Wirksamkeit von Behandlungen zu überwachen und Anpassungen der Therapie zu leiten. Für Patienten, die eine Infektion wie COVID-19 durchgemacht haben und anhaltende Symptome wie Atemnot berichten, kann eine Spirometrie entscheidend sein, um festzustellen, ob langfristige

Schäden an den Lungen vorliegen und wie diese am besten behandelt werden können.

e. Neurologische und kognitive Bewertungen

aa. Kognitive Tests

Neuropsychologische Tests sind spezialisierte Bewertungsverfahren, die verwendet werden, um das Ausmaß und die Art kognitiver Beeinträchtigungen zu beurteilen. Diese Tests sind besonders wertvoll bei der Diagnose und Überwachung von Zuständen, die das kognitive Funktionieren beeinflussen, wie z.b. dem als "Brain Fog" bezeichneten Zustand, der oft von Patienten mit Long COVID oder anderen neurologischen Erkrankungen berichtet wird.

Brain Fog ist, wie bereits eingehend beschrieben, ein umgangssprachlicher Ausdruck für Symptome, die eine verminderte kognitive Funktion umfassen, wie Konzentrationsprobleme, Gedächtnisschwierigkeiten, Verwirrung und verminderte geistige Klarheit. Diese Symptome können den Alltag erheblich beeinträchtigen, da sie einfache Aufgaben und Entscheidungen erschweren.

Die entsprechenden neuropsychologische Testung umfasst eine Vielzahl von Tests, die verschiedene Aspekte der kognitiven Funktionen messen, einschließlich:

- Gedächtnis: Tests wie das Lernen und Wiedererkennen von Listen oder Geschichten evaluieren das Kurz- und Langzeitgedächtnis.
- Aufmerksamkeit und Konzentration: Aufgaben, die schnelle Reaktionen auf visuelle oder akustische Stimuli erfordern, bewerten die Fähigkeit, die Aufmerksamkeit zu fokussieren und aufrechtzuerhalten.
- Exekutivfunktionen: Tests, die Planung, Problemlösung und kognitive Flexibilität messen, helfen, zu beurteilen, wie gut eine Person komplexe Aufgaben steuern und durchführen kann.
- Sprache: Überprüfungen des Wortschatzes und der Sprachflüssigkeit können aufzeigen, ob es Beeinträchtigungen in der verbalen Kommunikation gibt.
- Visuell-räumliche Fähigkeiten: Aufgaben, die das Verständnis und die Manipulation von visuellen Informationen bewerten, sind wichtig, um festzustellen, wie gut jemand mit räumlichen Beziehungen umgehen kann.

Diese Tests werden typischerweise von einem Neuropsychologen durchgeführt und können mehrere Stunden in Anspruch nehmen. Die Ergebnisse bieten eine detaillierte Darstellung des kognitiven Profils einer Person und helfen dabei, spezifische kognitive Defizite zu identifizieren. Sie sind entscheidend für die Entwicklung von individuellen Behandlungsplänen, die auf spezifische kognitive Schwächen abzielen können, und sie bieten eine Basis für das Monitoring der Krankheitsprogression und der Reaktion auf die Behandlung.

Für Patienten, die nach einer Erkrankung wie COVID-19 kognitive Beeinträchtigungen erfahren, kann die neuropsychologische Testung entscheidende Einblicke in die Auswirkungen der Krankheit auf das Gehirn bieten und dabei helfen, geeignete therapeutische oder rehabilitative Maßnahmen zu ergreifen, um die kognitive Funktion und damit die Lebensqualität zu verbessern.

bb. Neurologische Untersuchung

Eine vollständige neurologische Untersuchung ist ein grundlegendes Instrument, das von Neurologen verwendet wird, um das Vorhandensein und Ausmaß neurologischer Defizite zu bewerten. Diese Untersuchung ist entscheidend für die Diagnosestellung und das Management von neurologischen Erkrankungen, da sie eine umfassende Bewertung verschiedener Funktionen des Nervensystems ermöglicht.

Während einer neurologischen Untersuchung beurteilt der Arzt mehrere Schlüsselbereiche, die zusammen ein vollständiges Bild der neurologischen Gesundheit einer Person ergeben:

- Mentale Statusprüfung: Diese umfasst die Bewertung der kognitiven Funktionen wie Wachsamkeit, Orientierung, Aufmerksamkeit, Gedächtnis, Sprachfähigkeiten und logisches

Denken. Diese Tests geben Aufschluss darüber, wie gut das Gehirn Informationen verarbeitet und speichert.

- Kranialnervenprüfung: Es gibt 12 Kranialnerven, die verschiedene Bereiche wie Sehfähigkeit, Gesichtsmuskulatur, Hörvermögen, Geschmack und Schluckfähigkeit steuern. Die Untersuchung dieser Nerven kann Aufschluss über potenzielle Probleme wie Sehstörungen, Gesichtslähmungen oder Geschmacksverlust geben.
- Motorische Funktion: Die Beurteilung umfasst die Kraft, den Tonus und die Koordination der Muskeln. Der Arzt kann anweisen, einfache Aufgaben wie das Drücken gegen Widerstand oder das Ausführen spezifischer Bewegungen durchzuführen, um Schwäche oder Koordinationsprobleme zu identifizieren.
- Reflextests: Diese beinhalten das Testen der unwillkürlichen Reflexe, die wichtige Hinweise auf die Integrität des Nervensystems liefern. Abnormale Reflexe können auf Probleme im zentralen oder peripheren Nervensystem hinweisen.
- Sensibilitätsprüfung: Diese beurteilt, ob die Person Schmerz, Berührung, Temperatur und Vibration normal empfindet. Störungen in der Sensibilität können auf Schädigungen in den Nervenbahnen hinweisen, die sensorische Informationen vom Körper zum Gehirn leiten.
- Gang- und Balance-Tests: Der Arzt kann beobachten, wie die Person geht, steht und ihre

Balance hält. Diese Tests sind wichtig, um festzustellen, ob es Störungen des Bewegungsapparates oder Probleme mit dem Gleichgewichtssinn gibt.

Diese Untersuchung liefert wichtige Informationen, die zusammen mit anderen diagnostischen Tests wie Bildgebung (z.B. MRT des Gehirns) und Laboruntersuchungen helfen, ein umfassendes Bild des neurologischen Zustands einer Person zu erstellen. Basierend auf den Ergebnissen der neurologischen Untersuchung kann der Arzt spezifische Behandlungen empfehlen oder weiterführende Untersuchungen anordnen, um die Ursachen der festgestellten Defizite genau zu bestimmen und entsprechend zu adressieren.

cc. Weitere spezialisierte Tests

Autonome Funktionsprüfungen sind spezielle Tests, die darauf ausgelegt sind, die Funktion des autonomen Nervensystems zu beurteilen. Das autonome Nervensystem steuert die unbewussten Körperfunktionen, einschließlich Herzrate, Verdauung, Atemmuster und Blutdruckregulierung. Dysfunktionen in diesem System, bekannt als Dysautonomie, können eine Vielzahl von Symptomen und Erkrankungen verursachen, einschließlich des posturalen orthostatischen Tachykardiesyndroms (POTS), bei dem es zu einem signifikanten Anstieg der Herzfrequenz beim Aufstehen kommt.

Einige der häufig durchgeführten Tests zur Beurteilung der autonomen Nervenfunktion umfassen:

- Kipptisch-Test (Tilt Table Test): Dies ist eine der Hauptmethoden zur Diagnose von POTS und anderen Formen der orthostatischen Intoleranz. Während dieses Tests wird der Patient auf eine spezielle Liege gelegt, die dann von einer horizontalen in eine vertikale Position gekippt wird, um zu beobachten, wie der Körper, insbesondere das Herz-Kreislauf-System, auf den Wechsel der Schwerkraft reagiert. Ärzte messen dabei Herzfrequenz und Blutdruck, um festzustellen, ob es zu ungewöhnlichen Anstiegen oder Abfällen kommt.
- Quantitative Sudomotor Axon Reflex Test (QSART): Dieser Test misst die Fähigkeit der Nerven, die Schweißdrüsen zu steuern, was ein Indikator für die autonome Nervenfunktion ist. Bei diesem Test werden kleine Elektroden auf die Haut aufgebracht, um Schweißproduktion zu stimulieren und zu messen, was Rückschlüsse auf die Funktion des sympathischen Nervensystems zulässt.
- Valsalva-Manöver: Bei diesem Test wird von Patienten verlangt, tief einzuatmen und dann zu versuchen, auszuatmen, während Mund und Nase verschlossen sind, was Druck im Brustkorb erzeugt. Dieses Manöver testet die Reaktion des Herz-Kreislauf-Systems auf Veränderungen im

Druck, die die autonome Kontrolle der Herzrate und des Blutdrucks reflektieren.
- Herzfrequenzvariabilitätsanalyse (HRV): Dieser Test bewertet die Fähigkeit des Herzens, die Frequenz als Reaktion auf Atmungszyklen zu ändern. Eine verminderte Variabilität kann auf eine Dysautonomie hindeuten.

Diese Tests sind ebenfalls wichtig für die Diagnose und das Management von Dysautonomie und verwandten Erkrankungen. Sie helfen dabei, die spezifischen Funktionen und Dysfunktionen des autonomen Nervensystems zu identifizieren, was wiederum eine gezielte Behandlung ermöglicht, die darauf abzielt, die Symptome zu lindern und die Lebensqualität der Betroffenen zu verbessern.

Diese Tests helfen nicht nur bei der Diagnose von Long COVID, sondern auch bei der Entwicklung eines individuellen Behandlungsplans, der auf die spezifischen Bedürfnisse und Symptome jedes Patienten zugeschnitten ist. Da Long COVID eine Vielzahl von Organsystemen betreffen kann, ist oft ein multidisziplinärer Ansatz erforderlich, um die verschiedenen Aspekte der Erkrankung effektiv zu managen.

III. Herausforderungen und Limitationen in der Diagnosestellung

Die Diagnose von Long COVID stellt aufgrund verschiedener Faktoren eine erhebliche Herausforderung dar. Diese Herausforderungen und Limitationen beeinflussen sowohl die klinische Praxis als auch die Forschung. Hier sind einige der wesentlichen Probleme, die bei der Diagnosestellung von Long COVID auftreten.

a. Variabilität der Symptome

Long COVID ist eine komplexe Erkrankung, die durch eine Vielzahl von Symptomen charakterisiert wird, die nach der Erholung von einer akuten COVID-19-Infektion persistieren oder neu auftreten. Die breite Symptomatik und die Wechselhaftigkeit der Beschwerden stellen sowohl für Patienten als auch für das medizinische Fachpersonal erhebliche Herausforderungen dar.

Long COVID kann mehrere Organsysteme betreffen, was zu einer breiten Palette von Symptomen führt. Zu den häufigsten gehören anhaltende Müdigkeit, die oft so schwerwiegend ist, dass sie die tägliche Funktionalität beeinträchtigt, sowie Atembeschwerden, die von Kurzatmigkeit bis zu anhaltendem Husten reichen können. Kognitive Beeinträchtigungen, oft als "Brain Fog" beschrieben, umfassen Probleme mit Gedächtnis, Konzentration und der Fähigkeit, komplexe Aufgaben zu bewältigen. Darüber hinaus können neurologische

Störungen wie Kopfschmerzen, Schwindel und sensorische Veränderungen auftreten. Weitere Symptome können Herz-Kreislauf-Probleme, Gelenk- und Muskelschmerzen sowie Veränderungen in der Stimmung und im emotionalen Wohlbefinden sein.

Die Symptome von Long COVID sind nicht nur vielfältig, sondern auch oft fluktuierend, was bedeutet, dass sie in ihrer Intensität variieren und periodisch auftreten können. Einige Patienten erleben Phasen, in denen die Symptome abklingen und wieder aufflammen, was häufig ohne erkennbare Auslöser geschieht. Diese Unbeständigkeit erschwert es erheblich, ein einheitliches diagnostisches Kriterium zu entwickeln und die Wirksamkeit von Behandlungen zu bewerten.

Die Behandlung von Long COVID muss daher hochgradig individualisiert sein und kann eine Kombination aus symptomatischen Therapien, rehabilitativen Maßnahmen und psychosozialer Unterstützung umfassen. Das Ziel ist es, die Lebensqualität der Betroffenen zu verbessern und ihnen zu helfen, mit den anhaltenden Auswirkungen ihrer Erkrankung umzugehen. Angesichts der Komplexität von Long COVID ist eine fortlaufende Forschung erforderlich, um die Mechanismen, die diesen Zustand zugrunde liegen, besser zu verstehen und effektivere Behandlungsstrategien zu entwickeln.

b. Mangel an spezifischen Tests

Die Diagnose von Long COVID stellt aufgrund des Fehlens spezifischer Biomarker und der komplexen Natur der Erkrankung eine bedeutende Herausforderung dar. Das Krankheitsbild ist durch eine Vielfalt an Symptomen gekennzeichnet, die zahlreiche Organsysteme betreffen können, und durch das Fehlen klar definierter diagnostischer Kriterien kompliziert.

Aktuell gibt es keine spezifischen Biomarker, die zuverlässig auf Long COVID hinweisen. Dies bedeutet, dass es keine einfachen Tests gibt, wie etwa Blutuntersuchungen, die allein durch ihre Ergebnisse eine Long COVID-Diagnose bestätigen könnten. Stattdessen stützt sich die Diagnose überwiegend auf die detaillierte Symptomgeschichte der Patienten und den langfristigen Verlauf dieser Symptome nach einer COVID-19-Infektion. Ärzte müssen auch andere potenzielle Ursachen für die Symptome ausschließen, was oft umfangreiche Untersuchungen erfordert, um Zustände wie autoimmune Erkrankungen, chronische Fatigue-Syndrome oder neurologische Störungen auszuschließen.

Selbst wenn in diagnostischen Tests Anomalien festgestellt werden, ist ihre Zuordnung zu Long COVID oft problematisch. Viele der bei Long COVID beobachteten Symptome und Testergebnisse, wie entzündliche Marker, Veränderungen in Lungenfunktionstests oder Auffälligkeiten in der Bildgebung, können auch bei einer Vielzahl anderer medizinischer Zustände auftreten.

Dies erschwert die eindeutige Zuordnung dieser Testergebnisse zu Long COVID und erfordert eine sorgfältige Interpretation durch erfahrene Mediziner.

Die Schwierigkeit bei der Diagnose von Long COVID und die potenzielle Überlappung mit anderen Erkrankungen erfordern einen multidisziplinären Ansatz in der Behandlung und Betreuung der Betroffenen. Ärzte verschiedener Fachrichtungen, wie Pulmologen, Kardiologen, Neurologen und Psychiater, arbeiten oft zusammen, um ein umfassendes Verständnis des Gesundheitszustandes des Patienten zu erlangen und einen individuell abgestimmten Behandlungsplan zu entwickeln.

Darüber hinaus ist weitere Forschung dringend notwendig, um die pathophysiologischen Mechanismen, die Long COVID zugrunde liegen, besser zu verstehen, spezifische Biomarker zu identifizieren und wirksamere diagnostische Kriterien sowie Behandlungsmethoden zu entwickeln. Diese Bemühungen werden nicht nur dazu beitragen, die medizinische Versorgung der betroffenen Patienten zu verbessern, sondern auch das Verständnis dieser langfristigen Folgen von COVID-19 insgesamt erweitern.

c. Überlappung mit anderen Erkrankungen

Die Diagnose von Long COVID erweist sich als besonders komplex, nicht nur wegen der Vielfalt und Fluktuation der Symptome, sondern auch aufgrund der Notwendigkeit, andere medizinische Zustände auszuschließen und die Rolle von Komorbiditäten zu berücksichtigen.

Die Diagnose von Long COVID erfolgt häufig als Ausschlussdiagnose. Das bedeutet, dass Ärzte zunächst andere Erkrankungen, die ähnliche Symptome hervorrufen könnten, ausschließen müssen. Zu diesen zählen das chronische Erschöpfungssyndrom (CFS), Fibromyalgie, verschiedene Autoimmunerkrankungen, neurologische Störungen und psychische Erkrankungen wie Depression oder Angststörungen. Jede dieser Bedingungen kann Symptome wie Müdigkeit, Schmerzen, kognitive Beeinträchtigungen und Schlafstörungen verursachen, die auch bei Long COVID häufig vorkommen. Der Ausschlussprozess erfordert oft eine umfangreiche Anzahl von Tests und Untersuchungen, einschließlich Bluttests, Bildgebungsverfahren, neurologische Untersuchungen und manchmal auch psychiatrische Bewertungen. Dies kann nicht nur zeitaufwendig, sondern auch eine Quelle von Frustration für Patienten sein, die eine schnelle und klare Diagnose suchen.

Die Situation wird weiter kompliziert, wenn Patienten bereits Vorerkrankungen haben. Viele Menschen, die an Long COVID leiden, hatten möglicherweise vor ihrer COVID-19-Infektion gesundheitliche Probleme wie Diabetes, Herzerkrankungen, chronische Lungenkrankheiten oder Immunstörungen. Diese Vorerkrankungen können nicht nur die Symptome von Long COVID verschlimmern, sondern auch deren Management komplizieren. Zum Beispiel könnten Medikamente, die zur

Behandlung von Long COVID-Symptomen wie Schmerzen oder Entzündungen eingesetzt werden, Wechselwirkungen mit Medikamenten haben, die bereits zur Behandlung der Vorerkrankungen verwendet werden. Darüber hinaus können bestehende gesundheitliche Probleme die Erholung verzögern und das Risiko für weitere Komplikationen erhöhen.

Die Betreuung von Long COVID-Patienten erfordert daher eine individuell abgestimmte Herangehensweise, die sowohl die einzigartige Symptomatik als auch bestehende Komorbiditäten berücksichtigt. Ein multidisziplinärer Ansatz ist oft notwendig, um sowohl die physischen als auch die psychischen Aspekte der Erkrankung zu adressieren. Dies umfasst in der Regel eine Kombination aus medizinischer Behandlung, physikalischer Therapie, psychologischer Unterstützung und manchmal auch sozialer Hilfe, um den Patienten zu helfen, ihre Lebensqualität zu verbessern und mit den langfristigen Auswirkungen von COVID-19 fertig zu werden.

d. Subjektive Natur einiger Symptome

Die Herausforderungen bei der Diagnose und Behandlung von Long COVID werden zusätzlich dadurch erschwert, dass viele der Symptome, wie Müdigkeit und kognitive Beeinträchtigungen, stark subjektiv sind. Diese subjektiven Symptome können nicht direkt durch Standardtests wie Blutuntersuchungen oder bildgebende Verfahren gemessen werden, was den Diagnoseprozess kompliziert.

Bei Symptomen wie Müdigkeit, „Brain Fog" (kognitive Beeinträchtigungen), Schmerzen und anderen sensorischen Störungen stützt sich die Diagnose hauptsächlich auf die Beschreibungen des Patienten. Da diese Symptome nicht objektiv gemessen werden können, ist eine sorgfältige und umfassende Anamnese entscheidend. Der behandelnde Arzt muss detaillierte Informationen über die Art der Symptome, ihren Beginn, ihre Dauer, ihre Intensität und ihre Auswirkungen auf den Alltag des Patienten sammeln. Dies kann durch spezifische Fragebögen und Skalen zur Symptomerfassung unterstützt werden, die helfen, den Schweregrad und die spezifischen Eigenschaften der Symptome zu quantifizieren.

Die Rolle des Arztes ist dabei von entscheidender Bedeutung. Ärzte müssen nicht nur empathisch und aufmerksam auf die Sorgen ihrer Patienten eingehen, sondern auch zwischen den Zeilen lesen können, um die oft schwer fassbaren und wechselnden Symptome von Long COVID zu verstehen. Die Herausforderung besteht darin, diese subjektiven Beschreibungen in den Kontext anderer, messbarer medizinischer Informationen zu setzen und andere mögliche Ursachen für die Symptome auszuschließen.

Darüber hinaus müssen Ärzte oft zwischen physischen und psychischen Aspekten der Symptome differenzieren, da Long COVID sowohl körperliche als auch emotionale Auswirkungen haben kann. Dies erfordert häufig eine interdisziplinäre Zusammenarbeit mit Spezialisten wie Neurologen, Psychiatern, Psychologen und Physiotherapeuten, um ein umfassendes Bild des Gesundheitszustands des Patienten zu erhalten und eine effektive Behandlungsstrategie zu entwickeln.

Die Behandlung von Long COVID erfordert daher nicht nur eine individuell angepasste Herangehensweise, die auf die spezifischen Bedürfnisse und Symptome jedes Patienten abgestimmt ist, sondern auch eine fortlaufende Bewertung und Anpassung der Behandlungspläne. Dies unterstreicht die Notwendigkeit für eine patientenzentrierte medizinische Praxis, die die subjektiven Erfahrungen der Patienten ernst nimmt und sie in den Mittelpunkt der Diagnose- und Behandlungsprozesse stellt.

e. Mangelnde Anerkennung und Verständnis

Die Herausforderungen im Umgang mit Long COVID werden nicht nur durch die Natur der Krankheit selbst, sondern auch durch systemische und organisatorische Hürden verstärkt. Inkonsistente Definitionen und die unterschiedliche Verfügbarkeit von Ressourcen sind zwei der wichtigsten Hindernisse, die es zu überwinden gilt, um eine effektive Betreuung von Long COVID-Patienten sicherzustellen.

Ein wesentliches Problem bei der Behandlung von Long COVID ist das Fehlen einer einheitlichen Definition und diagnostischen Kriterien. Verschiedene Gesundheitsorganisationen und Länder haben eigene Richtlinien entwickelt, die sich in der Beschreibung der Symptome, der Dauer der Symptome nach einer Infektion und den Einschlusskriterien für die Diagnose unterscheiden können. Diese Unterschiede führen zu Inkonsistenzen in der Diagnosestellung, was wiederum die Erforschung und das Verständnis der Krankheit erschwert. Patienten können dadurch unterschiedliche Diagnosen und Behandlungsempfehlungen erhalten, abhängig davon, wo sie medizinische Hilfe suchen. Dies kann auch die Vergleichbarkeit von Studiendaten beeinträchtigen und somit die Entwicklung effektiver Behandlungsstrategien verlangsamen.

Ein weiteres Problem ist der Mangel an spezialisierten Ressourcen in vielen medizinischen Einrichtungen. Trotz des wachsenden Bewusstseins für Long COVID fehlt es in vielen Gegenden an spezialisierten Kliniken, die sich ausschließlich mit der Behandlung dieser Erkrankung befassen. Zudem ist das medizinische Personal oft nicht ausreichend in der Erkennung und Behandlung der komplexen und vielfältigen Symptome von Long COVID geschult. Dies führt dazu, dass viele Patienten nicht die Unterstützung erhalten, die sie benötigen, um mit den langfristigen Auswirkungen ihrer Erkrankung umzugehen. Der Mangel an spezialisierten Ressourcen kann auch dazu führen, dass Patienten lange Wartezeiten für die Behandlung in Kauf nehmen müssen oder dass ihre Symptome nicht vollständig erkannt und adressiert werden.

Um diese Herausforderungen zu überwinden, sind koordinierte Anstrengungen auf nationaler und internationaler Ebene erforderlich. Es bedarf klarer, einheitlicher Richtlinien für die Diagnose und Behandlung von Long COVID, die auf den neuesten wissenschaftlichen Erkenntnissen basieren und regelmäßig aktualisiert werden. Darüber hinaus ist eine bessere Schulung des medizinischen Personals in Bezug auf Long COVID von entscheidender Bedeutung, ebenso wie die Schaffung spezialisierter Behandlungszentren, die den betroffenen Patienten zugänglich sind. Diese Maßnahmen würden nicht nur die Qualität der Patientenversorgung verbessern, sondern auch dazu beitragen, das Verständnis dieser noch relativ jungen Krankheit zu vertiefen.

Diese Herausforderungen verdeutlichen die Notwendigkeit für weiterführende Forschung, um die Pathophysiologie von Long COVID besser zu verstehen, spezifische Biomarker zu identifizieren und effektive Managementstrategien zu entwickeln. Gleichzeitig ist eine breitere Anerkennung und Bildung in der medizinischen Gemeinschaft erforderlich, um eine angemessene Versorgung für die wachsende Zahl von Menschen mit Long COVID sicherzustellen.

G. Behandlungsansätze zur Bekämpfung von Long COVID

Die umfassende Behandlung und Betreuung von Patienten mit Long COVID erfordert einen multidisziplinären Ansatz, der verschiedene Gesundheitsdienstleister einschließt, um die vielfältigen und oft komplexen Symptome effektiv zu managen. Hier ist eine detailliertere Betrachtung der Rollen, die verschiedene Gesundheitsfachkräfte in der Versorgung von Long COVID-Patienten spielen:

I. Hausärzte

Sie sind oft die erste Anlaufstelle für Patienten und spielen eine entscheidende Rolle bei der anfänglichen Bewertung und Überwachung der Symptome. Hausärzte koordinieren nicht nur die Grundversorgung, sondern leiten auch den Informationsfluss zwischen den Patienten und Spezialisten. Bei Bedarf überweisen sie Patienten an entsprechende Fachärzte, um sicherzustellen, dass alle Aspekte von Long COVID sorgfältig behandelt werden.

II. Spezialisten

- Infektiologen und Internisten helfen, komplexe Fälle zu managen, indem sie spezialisiertes

Wissen über Infektionskrankheiten und ihre langfristigen Auswirkungen bieten.
- Pulmologen sind entscheidend für die Diagnose und Behandlung von anhaltenden Atemproblemen, eine häufige Beschwerde bei Long COVID.
- Kardiologen übernehmen die Überwachung und Behandlung von Herz-Kreislauf-Problemen, die bei einigen Long COVID-Patienten auftreten.
- Neurologen adressieren neurologische und kognitive Beeinträchtigungen, die von leichten Störungen bis zu schweren Dysfunktionen reichen können.
- Psychiater und Psychologen sind wichtig für die Behandlung der psychischen Gesundheit, die durch die Langzeitwirkungen von COVID-19 beeinträchtigt werden kann.

III. Therapeuten

- Physiotherapeuten entwickeln maßgeschneiderte Übungsprogramme, die helfen, Stärke und Ausdauer wieder aufzubauen, besonders nach langen Perioden der Immobilität.
- Ergotherapeuten unterstützen bei der Wiedererlangung der Fähigkeiten für alltägliche Aktivitäten und bieten praktische Lösungen für das Management von Einschränkungen im Alltagsleben.

- Sprachtherapeuten sind wichtig für Patienten, die Schwierigkeiten in der Kommunikation oder kognitive Beeinträchtigungen haben.

IV. Ernährungsberater

Sie spielen eine wichtige Rolle, indem sie Ernährungspläne anbieten, die speziell darauf ausgerichtet sind, das Immunsystem zu stärken, Entzündungen zu reduzieren und den allgemeinen Gesundheitszustand zu fördern.

V. Pflegepersonal und soziale Unterstützung

- Pflegekräfte bieten tägliche Unterstützung und Langzeitpflege, was besonders bei Patienten mit schwereren Fällen von Long COVID entscheidend sein kann.
- Sozialarbeiter helfen bei der Navigation durch das Gesundheitssystem, unterstützen bei bürokratischen Hürden und vermitteln Zugang zu Gemeinschaftsressourcen und Unterstützungsnetzwerken.

Diese Team-basierte Herangehensweise stellt sicher, dass Long COVID-Patienten eine umfassende Betreuung erhalten, die auf ihre individuellen Bedürfnisse abgestimmt ist, um ihre Lebensqualität zu verbessern und ihre Erholung zu unterstützen.

Die Koordination dieser verschiedenen Disziplinen ist entscheidend für eine effektive Behandlung von Long COVID. Ein zentraler Aspekt des multidisziplinären Ansatzes ist die regelmäßige Kommunikation zwischen den beteiligten Fachkräften, um Behandlungspläne anzupassen und auf Änderungen im Zustand des Patienten zu reagieren. Dieser integrative Ansatz zielt darauf ab, nicht nur die körperlichen Symptome zu lindern, sondern auch die psychologische Resilienz und die Lebensqualität der Patienten zu verbessern.

VI. Medikamentöse Therapien, ihre Wirksamkeit und mögliche Nebenwirkungen

Die medikamentöse Behandlung von Long COVID ist vielschichtig und hängt stark von den spezifischen Symptomen und deren Schweregrad ab. Da Long COVID eine breite Palette von Symptomen aufweist, die mehrere Organsysteme betreffen können, ist die medikamentöse Therapie oft symptomorientiert. Hier sind einige der gängigen medikamentösen Therapien, ihre Wirksamkeit und mögliche Nebenwirkungen.

a. Medikamente zur Linderung von Erschöpfung und zur Energiegewinnung

Stimulanzien wie Methylphenidat: Diese können helfen, die Müdigkeit zu lindern und die kognitive Funktion zu verbessern. Nebenwirkungen können Nervosität, Schlafstörungen und Herzrasen umfassen.

b. Medikamente gegen neurologische und kognitive Symptome

Antidepressiva (SSRIs, SNRIs): Sie können bei Depressionen, Angstzuständen und einigen neuropathischen Schmerzen hilfreich sein. Nebenwirkungen können Gewichtsveränderungen, sexuelle Dysfunktion und manchmal erhöhte Angst oder Unruhe zu Beginn der Behandlung sein.

Acetylcholinesterase-Inhibitoren: Bei kognitiven Beeinträchtigungen können diese Medikamente zur Verbesserung der Gedächtnisfunktion beitragen. Nebenwirkungen können Magen-Darm-Beschwerden und Kopfschmerzen sein.

c. Medikamente zur Behandlung von Atembeschwerden

Inhalative Kortikosteroide und Bronchodilatatoren: Diese können bei anhaltenden Atemwegsbeschwerden verschrieben werden, um die Lungenfunktion zu verbessern. Nebenwirkungen können Mundsoor (Pilzinfektion im Mund) und Heiserkeit umfassen.

d. Kardiovaskuläre Medikamente

Beta-Blocker: Diese können bei Patienten mit POTS (posturales orthostatisches Tachykardiesyndrom) oder anderen Herzrhythmusstörungen eingesetzt werden, um die Herzfrequenz zu kontrollieren. Nebenwirkungen können Müdigkeit, kalte Hände und Füße und Schlafstörungen sein.

ACE-Hemmer und ARBs: Bei Patienten, die nach COVID-19 Bluthochdruck oder andere kardiovaskuläre Komplikationen entwickeln, können diese Medikamente zur Blutdruckkontrolle nützlich sein. Nebenwirkungen können Schwindel, Hyperkaliämie und Nierenfunktionseinbußen umfassen.

e. Antivirale und immunmodulierende Therapien

Interferone und andere Immunmodulatoren: In einigen Fällen können diese Medikamente zur Modulation der Immunantwort eingesetzt werden, vor allem, wenn eine anhaltende virale Aktivität oder eine autoimmune Komponente vermutet wird. Nebenwirkungen können grippeähnliche Symptome und eine Verschlechterung der Fatigue sein.

Die Wirksamkeit dieser und weiterer Therapien kann stark variieren, und die Behandlung muss oft personalisiert werden, basierend auf den individuellen Symptomen und Reaktionen des Patienten. Es ist wichtig, dass die Behandlung von Long COVID unter der Aufsicht von Ärzten erfolgt, die Erfahrung mit den vielfältigen und oft wechselnden Aspekten dieser Zustände haben. Langzeitstudien und weitere Forschungen sind notwendig, um die optimale Behandlungsstrategie für Long COVID-Patienten zu bestimmen und die Wirksamkeit und Sicherheit von Therapien zu verstehen.

VII. Nicht-medikamentöse Therapien wie Physiotherapie, Ergotherapie und spezielle Atemübungen

Die umfassende Behandlung von Long COVID durch nicht-medikamentöse Therapien stellt eine ganzheitliche Herangehensweise dar, die darauf abzielt, die Lebensqualität der Betroffenen zu verbessern und ihnen zu helfen, die vielfältigen und oft belastenden Symptome zu bewältigen. Diese Ansätze schließen körperliche, kognitive, emotionale und soziale Aspekte der Erkrankung ein und bieten den Patienten eine breite Palette an unterstützenden Maßnahmen. Hier ist ein Überblick über die wichtigsten nicht-medikamentösen Therapien:

a. Physiotherapie

Physiotherapie ist ein Eckpfeiler in der Behandlung von Long COVID, besonders wegen ihrer Effektivität in der Wiederherstellung von Mobilität und Kraft. Individuell angepasste Übungsprogramme, die schrittweise in

Intensität und Umfang gesteigert werden, helfen, die körperliche Ausdauer und Funktionsfähigkeit zu verbessern. Beispielsweise kann ein progressives Gehprogramm, das mit kurzen Spaziergängen beginnt und allmählich intensiviert wird, entscheidend sein, um die kardiovaskuläre und muskuläre Gesundheit wiederherzustellen.

b. Ergotherapie

Ergotherapie unterstützt Patienten dabei, tägliche Aktivitäten effektiv zu bewältigen. Durch das Training in Energieeinsparungstechniken und die Anpassung der häuslichen Umgebung wird Patienten geholfen, ihre Selbstständigkeit zu erhöhen und Erschöpfung zu vermeiden. Ergotherapeuten entwickeln Strategien, die speziell auf die Bedürfnisse und Einschränkungen der Patienten abgestimmt sind, um ihre Lebensqualität zu verbessern.

c. Spezielle Atemübungen

Atemübungen sind wesentlich für die Verbesserung der Lungenfunktion und Atemkapazität. Techniken wie die Zwerchfellatmung fördern die Atemeffizienz und können helfen, die Symptome von Atemnot zu reduzieren. Der Einsatz von Geräten wie PEP (Positive Expiratory Pressure) kann zusätzlich die Atemwege unterstützen und die Atemarbeit erleichtern.

d. Kognitive Rehabilitation

Die kognitive Rehabilitation adressiert Gedächtnis-, Aufmerksamkeits- und Problemlösungsdefizite durch gezielte Übungen und Strategien. Dies kann helfen, die kognitive Funktion und das tägliche Funktionieren von Patienten mit "Brain Fog" und anderen kognitiven Beeinträchtigungen zu verbessern.

e. Psychologische Unterstützung

Psychologische und psychiatrische Unterstützung ist entscheidend, um die emotionalen und psychischen Herausforderungen von Long COVID zu bewältigen. Therapien wie die kognitive Verhaltenstherapie können effektiv negative Denkmuster angehen und helfen, Strategien zur Stressbewältigung und Achtsamkeit zu entwickeln.

f. Ernährungstherapie

Eine angepasste Ernährung, die reich an Vitaminen, Mineralstoffen und Antioxidantien ist, kann das Immunsystem stärken und entzündliche Prozesse im Körper reduzieren. Ernährungsberater können spezifische Diätpläne erstellen, die auf die individuellen gesundheitlichen Bedürfnisse der Patienten abgestimmt sind.

g. Soziale Unterstützung

Soziale Unterstützung durch Selbsthilfegruppen und soziale Dienste bietet eine Plattform für Austausch und gegenseitige Hilfe. Dies trägt dazu bei, das Gefühl der Isolation zu reduzieren und praktische Hilfe bei alltäglichen Herausforderungen zu erhalten.

Durch die Integration dieser nicht-medikamentösen Therapien in den Behandlungsplan von Long COVID kann eine umfassende und individuell zugeschnittene Betreuung sichergestellt werden, die alle Aspekte der Erkrankung berücksichtigt und die Genesung und Lebensqualität der Patienten maximiert.

VIII. Psychologische Unterstützungsangebote und Verhaltenstherapien zur Bewältigung von Angst und Depression

Bei der Behandlung der psychologischen Auswirkungen von Long COVID, insbesondere bei Angstzuständen und Depressionen, spielen psychologische Unterstützungsangebote und Verhaltenstherapien eine entscheidende Rolle. Diese Therapieformen zielen darauf ab, nicht nur die Symptome zu lindern, sondern auch den Betroffenen Strategien an die Hand zu geben, um besser mit ihren Erkrankungen umzugehen und ihre Lebensqualität zu verbessern. Hier sind einige wichtige psychologische Unterstützungsangebote und Verhaltenstherapien.

a. Kognitive Verhaltenstherapie

KVT ist eine der effektivsten Methoden zur Behandlung von Angst und Depression. Sie basiert auf der Erkenntnis, dass dysfunktionale Denkmuster und Überzeugungen zu psychischen Problemen führen können. KVT hilft Patienten, ihre negativen Denkmuster zu erkennen, zu hinterfragen und schließlich zu verändern.

KVT umfasst Techniken wie kognitive Umstrukturierung, bei der Patienten lernen, negative Gedanken durch realistischere zu ersetzen, und Verhaltensexperimente, die helfen, Ängste in kontrollierten Schritten anzugehen.

KVT hat sich als besonders wirksam erwiesen, um Depressionen und Angststörungen zu reduzieren, und ist gut dokumentiert in der wissenschaftlichen Literatur.

b. Achtsamkeitsbasierte Therapien

Diese Therapien integrieren Achtsamkeitsübungen, um Menschen zu helfen, den Moment zu erleben, ohne zu urteilen. Dies kann besonders hilfreich sein, um den Kreislauf von Angst und depressiven Gedanken zu durchbrechen.

Zu den Techniken gehören Meditation, Atemübungen und Body-Scan-Übungen, die darauf abzielen, ein tieferes Bewusstsein für den eigenen Körper und Geist zu entwickeln.

Studien zeigen, dass achtsamkeitsbasierte Ansätze die Symptome von Angst und Depression verringern können und zur allgemeinen emotionalen Regulation beitragen.

c. Interpersonelle Psychotherapie

IPT ist eine kurzfristige Therapieform, die sich auf zwischenmenschliche Beziehungen und soziale Funktionen konzentriert, um psychische Gesundheitsprobleme zu behandeln.

IPT hilft Patienten, ihre sozialen Fähigkeiten zu verbessern, Konflikte in Beziehungen zu lösen und Unterstützung von anderen zu suchen.

IPT hat sich als besonders nützlich erwiesen bei der Behandlung von Depressionen, indem sie den Menschen hilft, ihre sozialen Interaktionen und Beziehungen zu verbessern.

d. Gruppentherapie

Gruppentherapie bietet eine Plattform für Menschen, die ähnliche psychische Probleme erleben, um sich auszutauschen und Unterstützung zu finden.

Unter der Leitung eines Therapeuten können die Teilnehmer ihre Erfahrungen teilen, von anderen lernen und gemeinsam Strategien zur Bewältigung ihrer Herausforderungen entwickeln.

Die Gruppendynamik kann das Gefühl der Isolation verringern, das häufig mit Depression und Angst einhergeht, und ein Gefühl der Gemeinschaft und des Verstandenseins fördern.

e. Expositionstherapie

Diese Methode wird oft bei Angststörungen verwendet, insbesondere wenn spezifische Ängste oder phobische Reaktionen vorhanden sind. Sie beinhaltet die graduelle und kontrollierte Konfrontation mit der Angstquelle, um die Angstreaktion zu verringern.

Expositionstherapie kann sehr wirksam sein bei der Reduzierung von Angstsymptomen, indem sie Patienten hilft, ihre Ängste in einem sicheren Rahmen zu überwinden.

Diese psychologischen Therapien können isoliert oder in Kombination angewendet werden, abhängig von den spezifischen Bedürfnissen und Umständen des Patienten. Für Menschen mit Long COVID ist es besonders wichtig, dass die gewählte Therapieform flexibel und an die sich verändernden Gesundheitszustände angepasst ist. Oft ist eine anhaltende therapeutische Unterstützung notwendig, um den Betroffenen zu helfen, langfristig mit den Auswirkungen ihrer Erkrankung umzugehen.

IX. Wichtigkeit von Ernährung, ausreichender Flüssigkeitsaufnahme und angepasstem körperlichem Training

Eine gesunde Ernährung, ausreichende Flüssigkeitsaufnahme und angepasstes körperliches Training sind grundlegende Elemente für die allgemeine Gesundheit und spielen eine besonders wichtige Rolle in der Erholung und beim Management von Long COVID-Symptomen. Diese Aspekte tragen nicht nur zur physischen Genesung bei, sondern verbessern auch die psychische Gesundheit und das allgemeine Wohlbefinden. Hier ist eine detaillierte Betrachtung der Bedeutung jedes dieser Elemente:

a. Wichtigkeit von Ernährung

Eine nährstoffreiche Ernährung unterstützt das Immunsystem. Vitamine und Mineralstoffe wie Vitamin C, Vitamin D, Zink und Selen spielen eine zentrale Rolle in der Funktionsfähigkeit des Immunsystems.

Lebensmittel mit entzündungshemmenden Eigenschaften, wie Omega-3-Fettsäuren in fettem Fisch, Nüssen und Samen, sowie Antioxidantien in buntem Obst und Gemüse, können helfen, systemische Entzündungen zu reduzieren, die bei Long COVID eine Rolle spielen können.

Eine ausgewogene Ernährung hilft, den Energiehaushalt zu regulieren, was besonders wichtig ist, da viele

Long COVID-Patienten unter anhaltender Müdigkeit und Erschöpfung leiden.

b. Bedeutung der Flüssigkeitsaufnahme

Ausreichende Flüssigkeitsaufnahme ist entscheidend für die allgemeine Körperfunktion. Dehydratation kann Müdigkeit, Kopfschmerzen und kognitive Beeinträchtigungen verschlimmern, Symptome, die häufig bei Long COVID auftreten.

Wasser hilft, Abfallstoffe und Toxine aus dem Körper zu entfernen, was die Nierenfunktion unterstützt und dazu beitragen kann, das Wohlbefinden zu verbessern.

c. Bedeutung von angepasstem körperlichem Training

Angepasstes Training kann helfen, die durch die Krankheit verursachte Muskelschwäche und Atrophie zu überwinden. Es verbessert auch die Herz-Kreislauf-Gesundheit, was besonders wichtig ist, da COVID-19 das kardiovaskuläre System beeinträchtigen kann.

Regelmäßige körperliche Aktivität ist bekannt dafür, dass sie zur Freisetzung von Endorphinen führt, den sogenannten „Glückshormonen", die helfen, Depressionen und Angst zu lindern.

Da die Fähigkeit und die Ausdauer von Person zu Person variieren, insbesondere bei Long COVID, sollte das

Trainingsprogramm individuell angepasst werden, um Überanstrengung zu vermeiden und die Genesung zu fördern.

H. Aktuelle Forschung und Entwicklungen zu Long COVID

Die Forschung zu Long COVID ist ein schnell wachsendes und aktives Feld, da Wissenschaftler weltweit daran arbeiten, die Ursachen, Mechanismen und effektive Behandlungen für diese komplexe Erkrankung zu verstehen. Hier ist ein Überblick über einige wichtige laufende Forschungsprojekte und klinische Studien, die darauf abzielen, Long COVID besser zu erfassen und zu behandeln:

I. RECOVER Initiative (USA)

Das RECOVER-Projekt, initiiert von den National Institutes of Health (NIH), stellt eine bedeutende wissenschaftliche Anstrengung dar, um die Langzeitfolgen einer SARS-CoV-2-Infektion zu erforschen. Diese Initiative hat das Ziel, ein tiefgreifendes Verständnis von Long COVID zu entwickeln, indem sie sich auf die umfangreiche Erforschung der physiologischen, psychologischen und biologischen Aspekte der Krankheit konzentriert.

Ein wesentlicher Schwerpunkt liegt dabei auf der Identifikation von biologischen Markern und Risikofaktoren, die für die Entwicklung von Long COVID ausschlaggebend sind. Die Forscherinnen und Forscher im Rahmen des RECOVER-Programms streben danach, die

Mechanismen zu entschlüsseln, die hinter den anhaltenden und oft debilitierenden Symptomen stehen, die viele Betroffene erfahren. Zudem untersuchen sie, wie sich diese Krankheit im Laufe der Zeit entwickelt und verändert, um effektivere Behandlungsstrategien und Interventionsmethoden zu entwickeln, die auf spezifische Patientengruppen zugeschnitten sind. Durch diese breit angelegte Forschungsinitiative erhofft man sich, wesentliche Fortschritte in der Behandlung und im Management von Long COVID zu erzielen, die letztlich die Lebensqualität der Betroffenen signifikant verbessern sollen.

II. PHOSP-COVID Studie (Vereinigtes Königreich)

Die PHOSP-COVID Studie, geleitet von der University of Leicester, ist eine entscheidende Forschungsinitiative im Vereinigten Königreich, die sich auf die langfristigen gesundheitlichen Auswirkungen von COVID-19 konzentriert, speziell auf Patienten, die aus dem Krankenhaus entlassen wurden. Diese umfangreiche Studie zielt darauf ab, tiefgreifende Einblicke in die Nachwirkungen einer COVID-19-Erkrankung zu gewinnen, um ein besseres Verständnis der lang anhaltenden Folgen der Krankheit zu erlangen.

Ein zentraler Fokus der PHOSP-COVID Studie liegt darauf zu verstehen, welche Faktoren die Genesung von Patienten beeinflussen. Dazu gehört die Untersuchung von demografischen, biologischen und lebensstilbezogenen Faktoren, die möglicherweise die Erholungsprozesse positiv oder negativ beeinflussen könnten. Die Forscher versuchen auch, festzustellen, wie das Coronavirus die Organe der Betroffenen langfristig beeinflusst. Dabei wird speziell auf mögliche dauerhafte Schäden an Lungen, Herz, Nieren und anderen Organen sowie auf neurologische und psychologische Langzeitfolgen geachtet.

Darüber hinaus strebt die Studie danach, Empfehlungen zu entwickeln, wie die medizinische Versorgung für Patienten, die an den Langzeitfolgen von COVID-19 leiden, verbessert werden kann. Dies beinhaltet die Optimierung von Behandlungsstrategien und Rehabilitationsmaßnahmen, die speziell auf die Bedürfnisse von Long-COVID-Patienten zugeschnitten sind.

Die Ergebnisse dieser Studie sind von großer Bedeutung, da sie nicht nur das medizinische Verständnis von Long COVID vertiefen, sondern auch konkrete Ansätze liefern sollen, um die Lebensqualität der Betroffenen nachhaltig zu verbessern und ihre Genesung effektiv zu unterstützen.

III. COVID-LTI (Long-Term Impact of Infection) Studie (Europa)

Diese europäische Studie bietet einen umfassenden Ansatz, um die langfristigen Auswirkungen von COVID-19 auf Patienten zu untersuchen, die sowohl im Krankenhaus als auch zu Hause behandelt wurden. Diese Studie ist besonders wichtig, da sie ein breites Spektrum an Patientenerfahrungen abdeckt und versucht, ein detailliertes Bild von den Nachwirkungen der Krankheit zu zeichnen.

Ein zentrales Ziel der Studie ist es, zu verstehen, warum manche Patienten lang anhaltende Symptome entwickeln, die oft als Long COVID bezeichnet werden. Forscher konzentrieren sich darauf, die biologischen und vielleicht auch genetischen Faktoren zu identifizieren, die zu diesen anhaltenden Gesundheitsproblemen beitragen. Dazu gehören Untersuchungen zu Entzündungsprozessen, Immunantworten und möglicherweise anhaltenden viralen Reservoirs im Körper.

Die Studie betrachtet auch, wie COVID-19 verschiedene Organsysteme über längere Zeit beeinflusst. Dazu gehört die Beobachtung von Langzeitfolgen auf das Herz-Kreislauf-System, die Lungen, das neurologische System und andere wichtige Körperbereiche. Das Ziel ist es, Muster oder häufige Komplikationen zu erkennen, die sich aus der initialen viralen Infektion ergeben und diese systematisch zu dokumentieren.

Ein weiterer wichtiger Aspekt der Studie sind die sozioökonomischen Auswirkungen von Long COVID. Hierbei wird untersucht, wie die anhaltenden Symptome die Arbeitsfähigkeit der Betroffenen, ihre Lebensqualität und ihre sozialen Interaktionen beeinflussen. Dies umfasst auch die Bewertung der finanziellen Belastungen für die Patienten und das Gesundheitssystem insgesamt sowie die Analyse, wie unterschiedliche sozioökonomische Gruppen von Long COVID unterschiedlich betroffen sind.

Durch diese vielschichtige Herangehensweise hofft die Studie, nicht nur die medizinischen, sondern auch die gesellschaftlichen Herausforderungen von Long COVID zu adressieren und letztlich Strategien zu entwickeln, die eine effektive Unterstützung und Behandlung für alle Betroffenen ermöglichen.

IV. DECIPHER (UK)

Die DECIPHER-Studie stellt einen bedeutenden wissenschaftlichen Ansatz dar, um die Rolle genetischer Faktoren bei der Entwicklung von Long COVID zu erforschen. Durch das Verständnis der genetischen Grundlagen können Wissenschaftler besser nachvollziehen, warum manche Menschen nach einer COVID-19-Infektion lang anhaltende Symptome erfahren, während andere sich vollständig erholen.

Ein Hauptziel der DECIPHER-Studie ist es, genetische Muster zu identifizieren, die mit einer erhöhten Anfälligkeit für Long COVID verbunden sind. Forscher analysieren die DNA von Patienten, die langfristige Folgen nach einer COVID-19-Infektion zeigen, um gemeinsame genetische Varianten oder Anomalien zu erkennen, die diese Gruppe von denjenigen unterscheiden, die keine oder nur geringfügige Nachwirkungen erleben.

Durch die Identifizierung spezifischer genetischer Marker hofft die Studie, präzise Vorhersagen darüber treffen zu können, welche Personen ein höheres Risiko haben, Long COVID zu entwickeln. Dies würde es ermöglichen, Risikogruppen frühzeitig zu identifizieren und präventive Maßnahmen einzuleiten, um die Schwere der langfristigen Symptome zu minimieren.

Neben der Risikovorhersage zielt die Studie darauf ab, die Erkenntnisse über genetische Faktoren zu nutzen, um personalisierte Behandlungsansätze zu entwickeln. Das Verständnis der genetischen Dispositionen könnte es Ärzten ermöglichen, spezifischere und wirksamere Therapien für Long COVID-Patienten zu gestalten, basierend auf ihrem individuellen genetischen Profil.

Die DECIPHER-Studie könnte somit wesentlich zur Entwicklung einer personalisierten Medizin in der Behandlung von Long COVID beitragen, indem sie nicht nur aufzeigt, wer am meisten gefährdet ist, sondern auch, welche Behandlungen für unterschiedliche genetische Profile am vielversprechendsten sind. Dieses Wissen könnte eine zielgerichtete, effiziente und patientenspezifische Behandlung ermöglichen, die darauf abzielt, die Lebensqualität der Betroffenen deutlich zu verbessern und die Genesung zu beschleunigen.

V. Long COVID-19-Studien in Australien

In Australien widmen sich mehrere Studien den langfristigen Auswirkungen von COVID-19, bekannt als

Long COVID. Diese Forschungsprojekte konzentrieren sich insbesondere auf die Bereiche der kognitiven Rehabilitation und der Rückkehr zur Arbeit. Die zentrale Zielsetzung dieser Studien ist es, effektive Rehabilitationsstrategien zu entwickeln und zu evaluieren. Diese Strategien sollen den Betroffenen helfen, ihre Arbeitsfähigkeit wiederzuerlangen und insgesamt eine Verbesserung ihrer Lebensqualität zu erreichen.

Angesichts der Tatsache, dass COVID-19 bei vielen Menschen lang anhaltende Symptome hinterlassen kann, wie Erschöpfung, Konzentrationsschwierigkeiten und andere kognitive Einschränkungen, ist die Entwicklung gezielter Rehabilitationsprogramme von großer Bedeutung. Diese Programme sind darauf ausgelegt, individuell angepasste Therapien und Unterstützungsmechanismen anzubieten, die es den Betroffenen ermöglichen, schrittweise in ihr berufliches und soziales Leben zurückzukehren.

Die australischen Forschungsteams arbeiten dabei oft interdisziplinär, um ein umfassendes Verständnis von Long COVID zu entwickeln und Therapien auf ihre Wirksamkeit zu prüfen. Dazu zählen beispielsweise physiotherapeutische Maßnahmen, kognitive Verhaltenstherapie und spezialisierte Beratungsangebote, die darauf abzielen, die spezifischen Bedürfnisse von Long-COVID-Patienten zu adressieren. Darüber hinaus wird auch die Wirksamkeit von Arbeitsrehabilitationsprogrammen erforscht, die darauf ausgerichtet sind, Menschen schrittweise und angepasst an ihre individuelle

Leistungsfähigkeit wieder in den Arbeitsprozess zu integrieren.

Diese und viele weitere Studien spielen eine entscheidende Rolle nicht nur für die Betroffenen selbst, sondern auch für das Gesundheitssystem und die Wirtschaft des Landes, da eine erfolgreiche Rehabilitation von Long-COVID-Patienten dazu beiträgt, langfristige Gesundheitskosten zu reduzieren und die Arbeitsproduktivität zu verbessern. Die Ergebnisse dieser Forschungen könnten zukünftig auch international als Modell für ähnliche Herausforderungen dienen.

VI. Zukünftige Therapieansätze, die sich in der Entwicklung befinden

Angesichts der wachsenden Bedeutung und der komplexen Natur von Long COVID arbeiten Forscher weltweit daran, innovative und wirksame Therapieansätze zu entwickeln. Diese zukünftigen Therapien umfassen eine Vielzahl von Ansätzen, einschließlich potenzieller Medikamente, Impfstoffe und anderer Behandlungsstrategien, die auf die zugrundeliegenden Mechanismen und Symptome von Long COVID abzielen. Hier sind einige vielversprechende Bereiche der Forschung.

a. Antivirale Medikamente

Die Forschung zu antiviralen Medikamenten im Kontext von Long COVID ist besonders relevant, da ein Teil der anhaltenden Symptome möglicherweise durch eine fortgesetzte virale Aktivität im Körper verursacht wird. Es gibt Hinweise darauf, dass bei einigen Long COVID-Patienten das Coronavirus in bestimmten Körperzellen weiterhin aktiv bleibt und dadurch langfristige Gesundheitsprobleme verursacht. Diese Annahme hat dazu geführt, dass Wissenschaftler die Wirksamkeit bestehender antiviraler Medikamente in diesem spezifischen Kontext evaluieren.

Der aktuelle Entwicklungsstand dieser Studien konzentriert sich darauf, herauszufinden, inwiefern diese Medikamente das SARS-CoV-2-Virus effektiv bekämpfen oder dessen Aktivität im Körper reduzieren können. Diese Medikamente, die ursprünglich zur Behandlung anderer viraler Infektionen wie Influenza oder HIV entwickelt wurden, haben das Potenzial, die Replikation von Viren zu hemmen und so zu einer Verringerung der viralen Last und damit verbundenen Symptomen bei Long COVID zu führen.

Das Potenzial dieser antiviralen Medikamente ist bedeutend. Sollten die laufenden Studien bestätigen, dass diese Medikamente effektiv die virale Aktivität bei Long COVID-Patienten reduzieren können, könnte dies zu einer erheblichen Verbesserung der Lebensqualität und Gesundheit dieser Patientengruppe führen. Eine erfolgreiche Anwendung antiviraler Medikamente könnte auch bedeuten, dass die Dauer und Schwere der Erkrankung effektiv gemindert wird, was wiederum eine schnellere Rückkehr zur normalen Aktivität und eine

Verringerung der Langzeitfolgen von COVID-19 ermöglichen würde.

Diese Forschungen stehen allerdings noch am Anfang, und es bedarf umfassender klinischer Studien, um die Sicherheit und Wirksamkeit der antiviralen Behandlung speziell für Long COVID sicherzustellen. Angesichts der komplexen Natur von Long COVID und der unterschiedlichen Symptome, die Patienten erleben, ist es zudem wichtig, individuell angepasste Behandlungspläne zu entwickeln, die auf die spezifischen Bedürfnisse und medizinischen Hintergründe der Betroffenen abgestimmt sind.

Die Forschung und Entwicklung antiviraler Medikamente für die Behandlung von COVID-19 und speziell Long COVID wird von einer Vielzahl von pharmazeutischen Unternehmen weltweit vorangetrieben. Einige der bekanntesten Firmen, die in diesem Bereich aktiv sind, umfassen:

- Gilead Sciences: Der Hersteller von Remdesivir, einem der ersten Medikamente, das speziell zur Behandlung von COVID-19 zugelassen wurde. Remdesivir hat antivirale Eigenschaften, die darauf abzielen, die Replikation des Coronavirus zu unterbinden.
- Pfizer: Neben ihrem mRNA-Impfstoff entwickelt Pfizer auch antivirale Therapien gegen COVID-19. Sie arbeiten an einem oralen Medikament namens Paxlovid, das in Kombination mit einem

weiteren Wirkstoff die Aktivität des Virus hemmen soll.
- Merck & Co. (bekannt als MSD außerhalb der USA und Kanada): Merck hat mit Molnupiravir ein orales Antiviralmittel entwickelt, das in Zusammenarbeit mit Ridgeback Biotherapeutics entstanden ist. Molnupiravir wurde entwickelt, um die Verbreitung des Coronavirus in infizierten Personen zu stoppen.
- Roche: In Zusammenarbeit mit Atea Pharmaceuticals arbeitet Roche an antiviralen Medikamenten, die speziell gegen SARS-CoV-2 gerichtet sind.

Diese Unternehmen sind zurzeit führend in der Forschung und Entwicklung von Medikamenten, die das Potenzial haben, die Behandlung von COVID-19 zu revolutionieren, einschließlich der Anwendung bei Patienten mit Long COVID.

b. Immunmodulatoren

Die Forschung zu Immunmodulatoren in der Behandlung von Long COVID ist ein aufkommendes Feld, das sich auf die Regulierung des Immunsystems konzentriert, um übermäßige Entzündungsreaktionen, die zu Long COVID beitragen könnten, zu verhindern oder zu behandeln. Viele Long COVID-Symptome, einschließlich Müdigkeit, Gelenkschmerzen und neurologische Beschwerden, werden mit anhaltenden Entzündungsprozessen im Körper in Verbindung gebracht.

Immunmodulatoren sind Substanzen, die in der Lage sind, das Immunsystem zu beeinflussen. Sie können entweder die Immunantwort verstärken oder unterdrücken, abhängig davon, wie sie formuliert sind. Bei Long COVID könnte der Einsatz von Immunmodulatoren darauf abzielen, die Immunantwort so zu modulieren, dass sie nicht zu stark ausfällt und dadurch den Körper schädigt.

Zu den Unternehmen und Forschungsgruppen, die an der Entwicklung von Immunmodulatoren für Long COVID arbeiten, gehören einige bekannte Namen aus der Pharma- und Biotech-Branche. Diese Forschungsansätze umfassen:

- Zytokin-Inhibitoren: Einige Forschungsarbeiten konzentrieren sich auf Medikamente, die spezifische Zytokine hemmen, welche bei Entzündungsprozessen eine Rolle spielen. Diese Medikamente, die oft in der Behandlung von Autoimmunerkrankungen wie Rheumatoider Arthritis verwendet werden, könnten möglicherweise auch für Long COVID-Patienten angepasst werden.
- Januskinase (JAK) Inhibitoren: Diese Klasse von Medikamenten wird ebenfalls auf ihr Potenzial hin untersucht, entzündliche Prozesse bei Long

COVID zu modulieren. JAK-Inhibitoren könnten helfen, den Signalweg, der zu Entzündungen führt, zu unterbrechen.
- Interleukin-Blocker: Diese Medikamente zielen darauf ab, spezifische Interleukine zu blockieren, die an der Entzündungsreaktion beteiligt sind. Forschungen in dieser Richtung könnten aufzeigen, wie eine Modulation dieser Moleküle die Symptome von Long COVID verbessern könnte.

Das Potenzial dieser Immunmodulatoren liegt in ihrer Fähigkeit, die Entzündungsreaktion zu dämpfen und so eine Vielzahl von Symptomen, die mit Long COVID verbunden sind, zu verbessern. Durch die Verringerung der Entzündung könnte die allgemeine Krankheitslast für die Patienten reduziert werden, was wiederum zu einer verbesserten Lebensqualität führt. Es ist jedoch zu beachten, dass die Forschung in diesem Bereich noch in den Anfängen steckt und umfangreiche klinische Studien erfordert, um die Sicherheit und Wirksamkeit dieser Therapien zu bestätigen.

Diese Entwicklung von Immunmodulatoren, insbesondere für die Anwendung bei Long COVID, involviert zahlreiche Biotechnologie- und Pharmakonzerne. Einige dieser Unternehmen sind bereits für ihre Arbeit an Immunmodulatoren in anderen medizinischen Bereichen bekannt und erweitern nun ihre Forschung auf die potenzielle Behandlung von COVID-19 und dessen langfristigen Folgen. Zu den bemerkenswerten Unternehmen und deren Forschungsinitiativen gehören:

- Roche: Dieses Pharmaunternehmen hat Erfahrung in der Entwicklung von Immun-Modulatoren und ist aktiv in der Forschung für COVID-19-bezogene Behandlungen. Roche hat unter anderem Tocilizumab entwickelt, das ursprünglich für rheumatoide Arthritis eingesetzt wurde und nun auch in der Behandlung von schweren COVID-19-Fällen geprüft wird.
- Regeneron Pharmaceuticals: Bekannt für ihre monoklonalen Antikörper, die zur Behandlung von COVID-19 eingesetzt werden, forscht Regeneron auch an anderen immunmodulatorischen Therapien, die das Potenzial haben, die durch das Virus verursachten Entzündungsreaktionen zu modulieren.
- Novartis: Novartis hat eine breite Palette von Immunmodulatoren, die in verschiedenen therapeutischen Bereichen eingesetzt werden, und erforscht deren Anwendungsmöglichkeiten in Bezug auf COVID-19 und Long COVID. Besonders ihre Erfahrung mit Interleukin-Inhibitoren könnte hier von Bedeutung sein.
- Pfizer: Neben ihrem erfolgreichen COVID-19-Impfstoff forscht Pfizer auch an Behandlungen, die die Immunreaktion modulieren können, um die Symptome von Long COVID zu lindern.

Diese Unternehmen sind Teil eines größeren Netzes aus Forschungseinrichtungen und kleineren Biotech-Unternehmen, die ebenfalls auf diesem Gebiet tätig sind. Die

Forschung zu Immunmodulatoren ist komplex und erfordert oft Partnerschaften zwischen verschiedenen Akteuren im Gesundheitswesen, um innovative Lösungen zu entwickeln.

c. Neuropathische Schmerzmittel

Die Erforschung von Medikamenten zur Behandlung neuropathischer Schmerzen im Kontext von Long COVID ist besonders wichtig, da viele Betroffene über anhaltende Schmerzsyndrome klagen, die ihre Lebensqualität erheblich beeinträchtigen. Neuropathische Schmerzen, die durch Nervenschäden oder -dysfunktion verursacht werden, können bei Long COVID-Patienten aufgrund von durch das Virus verursachten Nervenbeeinträchtigungen auftreten.

Die Forschung in diesem Bereich steckt noch in den Anfängen, da Long COVID selbst eine relativ neue Erkrankung ist und die wissenschaftliche Gemeinschaft noch dabei ist, die Pathophysiologie vollständig zu verstehen. Medikamente, die derzeit zur Behandlung neuropathischer Schmerzen eingesetzt werden, wie Antiepileptika (z.B. Gabapentin, Pregabalin), bestimmte Antidepressiva (z.B. Amitriptylin, Duloxetin) und lokale Anästhetika (z.B. Lidocain-Pflaster), werden in klinischen Studien untersucht, um festzustellen, ob sie auch für Long COVID-Patienten wirksam und sicher sind.

Die Möglichkeit, bestehende Medikamente zur Behandlung neuropathischer Schmerzen für Long COVID anzupassen, bietet jedoch großes Potenzial. Diese Medikamente könnten dazu beitragen, spezifische Symptome wie chronische Schmerzen, Brennen, Kribbeln und Muskelkrämpfe zu lindern. Durch die Reduzierung dieser Symptome könnten Betroffene eine deutliche Verbesserung ihrer täglichen Funktionen und ihrer allgemeinen Lebensqualität erfahren. Darüber hinaus könnte die erfolgreiche Behandlung neuropathischer Schmerzen bei Long COVID-Patienten auch dazu beitragen, den Einsatz von Opioiden zu reduzieren, die oft mit einem hohen Risiko für Nebenwirkungen und Abhängigkeit verbunden sind.

Die Forschung auf diesem Gebiet erfordert eine enge Zusammenarbeit zwischen Neurologen, Schmerzspezialisten, Virologen und anderen medizinischen Fachkräften, um sicherzustellen, dass die Behandlungsansätze nicht nur wirksam, sondern auch sicher für diese spezielle Patientengruppe sind. Da Long COVID eine Vielzahl von Symptomen umfasst, die mehrere Körpersysteme betreffen können, ist ein multidisziplinärer Ansatz entscheidend, um die beste Betreuung und die effektivsten Therapien zu bieten.

Verschiedene Pharmaunternehmen, die bereits Erfahrung in der Entwicklung von Medikamenten gegen neuropathische Schmerzen haben, erforschen auch potenzielle Anwendungen ihrer Produkte für Long COVID-Patienten.

- Pfizer: Pfizer stellt Medikamente wie Pregabalin (Lyrica) her, welches zur Behandlung von neuropathischen Schmerzen eingesetzt wird. Angesichts ihres breiten Portfolios und ihrer starken Präsenz in der Forschung zu COVID-19 könnten sie auch die Wirksamkeit ihrer bestehenden Schmerzmittel für Long COVID untersuchen.
- Lilly: Eli Lilly produziert Duloxetin (Cymbalta), ein Antidepressivum, das auch zur Behandlung von diabetischer Neuropathie und anderen Formen neuropathischer Schmerzen verschrieben wird. Sie könnten die Anwendung dieses Medikaments für Long COVID-Schmerzmanagement evaluieren.
- Novartis: Als einer der größten Pharmaakteure weltweit hat Novartis Zugang zu Ressourcen und Technologien, um die Wirksamkeit ihrer Schmerzmanagement-Produkte in neuen therapeutischen Bereichen wie Long COVID zu erforschen.
- Teva Pharmaceuticals: Teva, bekannt für seine generischen und spezialisierten Medikamentenprodukte, darunter auch solche zur Schmerzlinderung, könnte möglicherweise in die Erforschung der Anwendung bestehender Schmerztherapien auf Long COVID-Symptome involviert sein.

Diese Unternehmen und andere in der Pharmaindustrie sind potenziell in der Lage, ihre bestehenden

Medikamente wieder zu nutzen oder neue Medikamente speziell für die Behandlung von Long COVID-bezogenen neuropathischen Schmerzen zu entwickeln.

d. Impfstoffe gegen Long COVID

Die Forschung zur Rolle von COVID-19-Impfstoffen in der Reduzierung von Long COVID-Symptomen oder sogar in der Verhinderung dieser langfristigen Erkrankung ist ein relativ neues und sich schnell entwickelndes Feld. Während die primäre Rolle der COVID-19-Impfstoffe in der Prävention der Krankheit besteht, untersuchen Wissenschaftler zunehmend, wie diese Impfungen auch das Risiko von Long COVID beeinflussen könnten.

Forscher weltweit erforschen die potenziellen Mechanismen, durch die Impfstoffe einen positiven Einfluss auf Long COVID haben könnten. Eine Theorie ist der „Immunreset", bei dem die Impfung das Immunsystem so moduliert, dass anhaltende oder fehlgeleitete Immunreaktionen, die Long COVID-Symptome verursachen, korrigiert werden. Diese Forschungsarbeiten sind noch im Gange, und es werden kontinuierlich Daten aus klinischen Studien und Beobachtungsstudien gesammelt, um diese Hypothesen zu überprüfen.

Frühe Daten aus verschiedenen Studien deuten darauf hin, dass Menschen, die vollständig gegen COVID-19 geimpft wurden, eine geringere Wahrscheinlichkeit haben, Long COVID zu entwickeln, wenn sie sich mit dem Virus infizieren. Darüber hinaus gibt es anekdotische

Berichte und vorläufige Studienergebnisse, die nahelegen, dass einige bereits an Long COVID leidende Personen eine Verbesserung ihrer Symptome nach der Impfung erfahren haben. Diese Beobachtungen haben die Hoffnung geweckt, dass Impfungen nicht nur als präventive Maßnahme, sondern auch als Teil der Behandlungsstrategie für Long COVID dienen könnten.

Führende Pharmaunternehmen und Forschungseinrichtungen, die COVID-19-Impfstoffe entwickelt haben, sind an diesen Studien beteiligt.

- Pfizer/BioNTech und Moderna: Beide Unternehmen haben mRNA-Impfstoffe entwickelt und sind aktiv in der Erforschung der Auswirkungen dieser Impfstoffe auf Long COVID.
- AstraZeneca und Johnson & Johnson: Auch diese Unternehmen, die vektorbasierte Impfstoffe herstellen, untersuchen die potenziellen Vorteile ihrer Produkte im Zusammenhang mit Long COVID.

Die Untersuchung, wie Impfungen Long COVID beeinflussen, ist wichtig für das Verständnis der Krankheit und könnte zukünftige Behandlungsansätze beeinflussen. Solche Erkenntnisse könnten dazu beitragen, gezielte Therapien für Long COVID zu entwickeln, die auf einer Modulation des Immunsystems basieren.

e. Zellbasierte Therapien

Die Forschung zu stammzellbasierten und anderen zellbasierten Therapien als potenzielle Behandlungen für Long COVID ist ebenso ein spannendes und innovatives Feld, das auf den Prinzipien der Regenerativen Medizin basiert. Diese Therapien nutzen die Fähigkeit von Stammzellen und anderen spezialisierten Zellen, beschädigtes Gewebe zu reparieren oder zu regenerieren und möglicherweise das Immunsystem zu modulieren.

Die Forschung an stammzellbasierten Therapien für Long COVID befindet sich größtenteils in den frühen Phasen, mit einigen Studien, die bereits in präklinischen oder ersten klinischen Phasen durchgeführt werden. Diese Ansätze sind vielversprechend, da Stammzellen die Fähigkeit haben, in verschiedene Zelltypen zu differenzieren und somit potenziell eine Vielzahl von Gewebeschäden zu reparieren, die durch das Virus verursacht werden. Zusätzlich wird untersucht, ob Stammzellen anti-entzündliche Eigenschaften besitzen, die helfen könnten, die chronischen Entzündungsprozesse, die mit Long COVID verbunden sind, zu reduzieren.

Das potenzielle therapeutische Nutzen dieser zellbasierten Ansätze umfasst:

- Gewebereparatur. Fähigkeit, beschädigte Gewebe wie Lungen- oder Herzmuskelgewebe zu regenerieren, könnte entscheidend sein, da viele Long COVID-Symptome aus solchen Schädigungen resultieren.

- Immunmodulation: Durch die Modulation der Immunantwort könnte die anhaltende Entzündung, die zu Long COVID-Symptomen führt, reduziert und das Immunsystem ins Gleichgewicht gebracht werden.
- Verbesserung der Lebensqualität: Die Reduktion von Symptomen wie Müdigkeit, Atembeschwerden und neurologischen Beeinträchtigungen könnte deutlich die Lebensqualität verbessern.

Unternehmen und Forschungseinrichtungen, die in diesem Bereich führend sind, umfassen:

- Athersys: Ein Biotechnologieunternehmen, das sich auf die Entwicklung von stammzellbasierten Therapien spezialisiert hat und möglicherweise deren Anwendung auf Long COVID ausdehnt.
- Mesoblast: Ein Unternehmen, das sich auf die Entwicklung von mesenchymalen Stromazellen (MSCs) konzentriert, die für ihre anti-entzündlichen und regenerativen Fähigkeiten bekannt sind.

Die Forschung zu zellbasierten Therapien für Long COVID steht noch am Anfang, und es sind weitere Studien erforderlich, um ihre Sicherheit, Wirksamkeit und die besten Anwendungsweisen zu bestimmen. Aufgrund der Komplexität dieser Therapien sind die regulatorischen Hürden hoch, und die klinische Entwicklung kann langwierig sein. Dennoch bieten diese fortschrittlichen Behandlungen die Hoffnung auf neuartige Ansätze zur Behandlung der oft schwer zu behandelnden und vielfältigen Symptome von Long COVID.

Diese und andere Forschungsansätze sind letztendlich entscheidend, um die zugrundeliegenden Ursachen von Long COVID zu verstehen und effektive Behandlungen zu entwickeln. Angesichts der Komplexität des Syndroms und der unterschiedlichen Symptome, die es umfasst, ist wahrscheinlich ein breites Spektrum von Therapien erforderlich, um den unterschiedlichen Bedürfnissen der Betroffenen gerecht zu werden.

VII. Lücken in der aktuellen Forschung und die Notwendigkeit weiterer Studien

Die Forschung zu Long COVID steht noch am Anfang, und obwohl bereits bedeutende Fortschritte erzielt wurden, gibt es noch viele Lücken und offene Fragen, die weiterer Untersuchung bedürfen. Diese Lücken in der aktuellen Forschung unterstreichen die Notwendigkeit zusätzlicher Studien, um ein vollständigeres Verständnis von Long COVID zu erlangen und effektivere Behandlungsstrategien zu entwickeln

a. Verständnis der Pathophysiologie

Das begrenzte Verständnis der Pathophysiologie von Long COVID stellt eine Herausforderung in der medizinischen Forschung und Behandlung dar. Trotz zahlreicher laufender Studien und Forschungsinitiativen bleibt die Frage, warum manche Menschen langfristige Symptome entwickeln, während andere sich vollständig erholen, weitgehend unbeantwortet. Diese Wissenslücken bedeuten, dass die genauen Mechanismen, durch die das Virus lang anhaltende Gesundheitsprobleme verursacht, noch nicht vollständig aufgeklärt sind.

Wissenslücken in der Pathophysiologie von Long COVID sind folgende

- Immunreaktion: Eine anhaltend fehlgeleitete oder überschießende Immunantwort könnte dazu beitragen, dass Long COVID-Symptome weiterhin bestehen. Das Verständnis, wie das Immunsystem nach einer Akutinfektion reagiert und möglicherweise zu chronischen Zuständen führt, ist zentral.
- Autoimmunität: Es gibt Hypothesen, dass Long COVID möglicherweise autoimmunähnliche Züge aufweist, bei denen das Immunsystem fälschlicherweise körpereigene Zellen angreift, nachdem das Virus nicht mehr nachweisbar ist.
- Virale Persistenz: Bei einigen Patienten könnte das Virus in bestimmten Körperzellen latent bleiben und chronische Entzündungsprozesse auslösen.
- Vaskuläre Schäden: COVID-19 ist auch mit Gefäßschäden verbunden, die zu Durchblutungsstörungen und daraus resultierenden Gewebeschäden führen können.

Um die Mechanismen hinter Long COVID zu verstehen, sind umfassende biologische und medizinische Studien notwendig, die verschiedene Aspekte der Erkrankung untersuchen:

Molekularbiologische und immunologische Forschungen sind erforderlich, um die Interaktionen des Virus mit dem menschlichen Immunsystem zu verstehen und wie diese zu anhaltenden Symptomen führen können.

Langzeitbeobachtungsstudien sind nötig, um die Trajektorien der Erholung oder anhaltender Symptome bei verschiedenen Patientengruppen zu verfolgen.

Vergleichsstudien zwischen Personen, die sich vollständig erholen, und jenen, die Long COVID entwickeln, könnten aufschlussreich sein, um Risikofaktoren und Schutzmechanismen zu identifizieren.

Diese Forschungen sind entscheidend, um wirksame Behandlungsstrategien zu entwickeln und letztlich präventive Maßnahmen zu identifizieren, die das Risiko einer Entwicklung von Long COVID minimieren können. Der multidisziplinäre Ansatz in der Forschung, der Virologie, Immunologie, Genetik, und andere medizinische Fachgebiete einbezieht, ist hierbei unerlässlich. Die gewonnenen Erkenntnisse könnten nicht nur für die Behandlung von Long COVID relevant sein, sondern auch tiefere Einblicke in andere postvirale und chronisch-entzündliche Erkrankungen ermöglichen.

b. Identifikation von Biomarkern

Die Identifikation spezifischer Biomarker für Long COVID ist ein kritischer Forschungsbereich, der für die Diagnose und das Management dieser Erkrankung von entscheidender Bedeutung ist. Die derzeitige Herausforderung besteht darin, dass Long COVID eine breite Palette von Symptomen aufweist, die zwischen Patienten stark variieren können und oft unspezifisch sind. Dies macht die frühzeitige Identifikation und effektive Behandlung der betroffenen Personen schwierig.

Die Wichtigkeit der Biomarker-Forschung für Long COVID besteht aus den folgenden Gründen:

- Frühzeitige Diagnose: Spezifische Biomarker könnten Ärzten helfen, Long COVID schnell und präzise zu diagnostizieren, selbst bei Patienten mit milden initialen COVID-19-Symptomen oder jenen, die nie positiv auf das Virus getestet wurden.
- Beurteilung des Schweregrads: Biomarker könnten auch Aufschluss über den Schweregrad der Erkrankung geben, was für die Anpassung der Behandlungspläne und für prognostische Einschätzungen wertvoll wäre.
- Überwachung des Behandlungserfolgs: Weiterhin könnten sie als Werkzeuge dienen, um den Erfolg von Therapien zu überwachen und ggf. Anpassungen vorzunehmen, wenn Patienten

nicht wie erwartet auf Behandlungen ansprechen.

Umfassende klinische Studien sind notwendig, um potenzielle Biomarker zu identifizieren und zu validieren. Diese Studien sollten eine breite Palette von Patienten umfassen, um die Vielfalt der Long COVID-Symptome abzudecken.

Die Forschung sollte interdisziplinär angelegt sein, wobei Immunologen, Virologen, Endokrinologen und andere Spezialisten zusammenarbeiten, um die komplexen Interaktionen zwischen dem Virus und verschiedenen Körpersystemen zu verstehen.

Die Sammlung von Proben in Biobanken und die Nutzung fortgeschrittener Datenanalyseverfahren sind entscheidend, um Muster zu erkennen, die auf spezifische Biomarker hinweisen könnten.

Beispiele für potenzielle Biomarker-Forschungsbereiche sind:

- Inflammatorische Marker: Studien könnten sich darauf konzentrieren, spezifische Entzündungsmarker zu identifizieren, die mit Long COVID assoziiert sind.
- Autoantikörper: Da die Möglichkeit einer autoimmunen Komponente bei Long COVID besteht, könnte die Identifikation von Autoantikörpern hilfreich sein.

- Metabolische und proteomische Signaturen: Forschungen könnten auch metabolische Veränderungen oder spezifische Proteine im Blut untersuchen, die mit Long COVID verbunden sind.

Die erfolgreiche Identifikation und Validierung von Biomarkern für Long COVID würde nicht nur die Diagnose und Behandlung verbessern, sondern auch das Verständnis dieser komplexen Erkrankung vertiefen und möglicherweise zur Entwicklung gezielter Therapien beitragen.

c. Entwicklung und Evaluierung von Behandlungen

Die Herausforderung, mit der medizinische Fachkräfte bei der Behandlung von Long COVID konfrontiert sind, liegt in der Abwesenheit spezifischer, evidenzbasierter Behandlungsrichtlinien. Long COVID präsentiert sich mit einer Vielzahl unterschiedlicher und oft vernetzter Symptome, die von Patient zu Patient variieren können. Dies macht eine standardisierte Behandlung schwierig und erfordert einen individuell angepassten Ansatz.

Die Entwicklung von evidenzbasierten Richtlinien ist entscheidend, um sicherzustellen, dass Patienten mit Long COVID die effektivste und sicherste Behandlung erhalten. Ohne solche Richtlinien müssen Ärzte oft auf ihre klinische Erfahrung oder auf Behandlungsansätze zurückgreifen, die für andere Erkrankungen mit ähnlichen Symptomen entwickelt wurden. Dies kann zu inkonsistenten Behandlungsergebnissen und einer Verzögerung der Erholung führen.

Dringender Bedarf an klinischen Studien:

- Vielfalt der Therapieansätze: Klinische Studien sind notwendig, um die Wirksamkeit und Sicherheit von verschiedenen Behandlungsansätzen zu bewerten. Dazu gehören medikamentöse Therapien, die darauf abzielen, spezifische Symptome wie Entzündungen, Schmerzen oder neurologische Beschwerden zu behandeln. Auch nicht-medikamentöse Therapien wie physiotherapeutische Interventionen, die sich auf die Wiederherstellung der physischen Funktion und die Reduzierung von Müdigkeit konzentrieren, sowie psychologische Unterstützungen zur Bewältigung der mentalen und emotionalen Belastungen, die mit Long COVID einhergehen, müssen untersucht werden.
- Interdisziplinäre Ansätze: Die Forschung sollte auch die Entwicklung von interdisziplinären Behandlungsmodellen berücksichtigen, die die komplexe Natur von Long COVID adressieren. Dies könnte Teams aus Ärzten verschiedener Fachrichtungen, Physiotherapeuten, Psychologen und anderen Gesundheitsspezialisten umfassen.
- Patientenspezifische Behandlungen: Studien sollten darauf abzielen, personalisierte

Behandlungspläne zu entwickeln, die auf die individuellen Symptome und Bedürfnisse der Patienten zugeschnitten sind.

Basierend auf den Ergebnissen der klinischen Studien sollten umfassende Behandlungsrichtlinien entwickelt werden, die Ärzten weltweit als Leitfaden dienen können. Die medizinische Gemeinschaft muss durch kontinuierliche Bildungsprogramme über neue Behandlungsstrategien und Forschungsergebnisse informiert werden.

Die Entwicklung und Validierung von Behandlungsansätzen durch rigorose klinische Forschung ist entscheidend, um die Lebensqualität von Long COVID-Patienten zu verbessern und das Gesundheitssystem effektiv zu unterstützen. Solche Studien sind komplex und erfordern die Koordination und Kooperation zwischen Forschungseinrichtungen, Krankenhäusern und anderen medizinischen Einrichtungen, um eine breite Datenbasis zu schaffen, die eine solide Grundlage für zukünftige Behandlungsempfehlungen bildet.

d. Vielfalt und Inklusion in Studien

Die mangelnde demografische Vielfalt in klinischen Studien, insbesondere im Kontext von Long COVID, ist ein bedeutendes Problem, das die Generalisierbarkeit und die Relevanz der Forschungsergebnisse einschränken kann. Studien, die eine homogene Teilnehmergruppe aufweisen, laufen Gefahr, wichtige Unterschiede in der

Symptomatik, im Krankheitsverlauf und in den Therapieantworten, die durch demografische Faktoren wie Alter, Geschlecht, ethnische Zugehörigkeit und sozioökonomische Bedingungen beeinflusst werden, zu übersehen.

Die Einbeziehung einer breiten Palette von Teilnehmern in klinische Studien ist entscheidend, um zu gewährleisten, dass die Forschungsergebnisse umfassend und auf verschiedene Bevölkerungsgruppen anwendbar sind. Dies ist besonders wichtig bei Long COVID, da die Krankheit eine breite und vielfältige Bevölkerung betrifft. Unterschiedliche demografische Gruppen können unterschiedlich auf das Virus reagieren, verschiedene Nebenwirkungen erfahren und unterschiedliche langfristige Folgen erleiden. Strategien zur Verbesserung der demografischen Vielfalt in Studien sind folgende:

- Rekrutierungsstrategien: Forscher sollten gezielte Rekrutierungsstrategien entwickeln, um sicherzustellen, dass Studienteilnehmer aus verschiedenen demografischen Gruppen stammen. Dies kann durch Partnerschaften mit Gemeinschaftsorganisationen, Kliniken in diversen geografischen Regionen und durch den Einsatz von mehrsprachigem Studienmaterial erfolgen.
- Analysemethoden: Studien sollten darauf ausgelegt sein, Daten zu sammeln und zu analysieren, die es ermöglichen, demografische Unterschiede in den Ergebnissen zu erkennen. Dies beinhaltet das Sammeln von umfassenden Daten über die

ethnische Zugehörigkeit, das Geschlecht, das Alter, sozioökonomische Faktoren und andere relevante Variablen.
- Berücksichtigung kultureller und sozialer Faktoren: Forscher müssen kulturelle, soziale und ökonomische Faktoren berücksichtigen, die die Teilnahme an Studien und die Gesundheitsergebnisse beeinflussen können. Dies schließt auch das Design von Studienprotokollen ein, die für Teilnehmer aus verschiedenen Lebensumständen zugänglich sind.
- Interdisziplinäre Teams: Die Bildung von Forschungsteams, die Experten aus verschiedenen Disziplinen und mit unterschiedlichem kulturellen Hintergrund umfassen, kann dazu beitragen, eine umfassendere Perspektive auf die Forschung zu bringen und die Entwicklung von Studien zu fördern, die demografische Vielfalt berücksichtigen.

Durch die Umsetzung dieser Strategien können Forscher sicherstellen, dass die Ergebnisse ihrer Studien die Realitäten einer diversen globalen Bevölkerung widerspiegeln. Dies ist entscheidend, um wirksame, sichere und gerechte Behandlungsstrategien für Long COVID zu entwickeln, die auf die Bedürfnisse aller Bevölkerungsgruppen abgestimmt sind.

e. Langzeitfolgen und deren Management

Das Langzeitmanagement von Long COVID und dessen Auswirkungen auf die Gesundheitssysteme sind entscheidende Bereiche, die bisher nicht ausreichend erforscht wurden. Diese Lücke in der Forschung führt zu Unsicherheiten bei der Behandlung von Patienten und erschwert die Planung und Anpassung von Gesundheitsdiensten, die den Anforderungen dieser neuen und komplexen Erkrankung gerecht werden müssen. Längsschnittstudien spielen eine zentrale Rolle, da sie es ermöglichen, Patienten über längere Zeiträume zu beobachten und so wertvolle Einblicke in die Entwicklung und den Verlauf der Krankheit zu gewinnen.

Die Durchführung von Längsschnittstudien hilft Forschern, die Dynamik von Long COVID zu verstehen, einschließlich der Faktoren, die eine Verbesserung oder Verschlechterung der Symptome beeinflussen können. Diese Art von Forschung ist grundlegend, um zu erfassen, wie sich die Krankheit über die Zeit hinweg auf die Gesundheit der Patienten auswirkt und welche Behandlungsstrategien am effektivsten sind. Solche Erkenntnisse sind nicht nur für die direkte Patientenversorgung von Bedeutung, sondern auch für die strategische Planung innerhalb der Gesundheitssysteme. Sie ermöglichen eine bessere Ressourcenplanung und -zuweisung, die Anpassung von Versicherungsleistungen und die Entwicklung von Richtlinien, die auf die langfristigen Bedürfnisse und Herausforderungen von Long COVID-Patienten eingehen.

Des Weiteren fördert die Einbeziehung einer breiten und vielfältigen Patientengruppe in diese Studien die Genauigkeit und Relevanz der Forschungsergebnisse. Durch die Einbeziehung verschiedener demografischer Gruppen können Wissenschaftler umfassendere und allgemeingültige Daten gewinnen, die ein besseres Verständnis der unterschiedlichen Auswirkungen von Long COVID auf verschiedene Bevölkerungssegmente ermöglichen. Internationale Kooperationen verstärken diesen Ansatz, indem sie einen Austausch von Wissen und Erfahrungen über verschiedene Gesundheitssysteme hinweg ermöglichen und so die globale Reaktion auf die Long COVID-Problematik verbessern.

Die Umsetzung solcher Forschungsinitiativen ist entscheidend, um nicht nur die medizinische Versorgung und Lebensqualität der direkt Betroffenen zu verbessern, sondern auch um die Belastungen, die Long COVID auf die Gesundheitssysteme weltweit ausübt, zu minimieren. Dies wird letztlich dazu beitragen, dass Gesundheitssysteme besser auf diese und zukünftige gesundheitliche Herausforderungen vorbereitet sind.

f. Psychologische und soziale Auswirkungen

Die psychosozialen Auswirkungen von Long COVID stellen eine weitere bedeutende Forschungslücke dar, die dringend adressiert werden muss. Viele Betroffene leiden unter erheblichen Herausforderungen, die nicht nur ihre physische Gesundheit, sondern auch ihr soziales und psychisches Wohlbefinden betreffen. Die Langzeiteffekte wie Arbeitsunfähigkeit, soziale Isolation und mentale Gesundheitsprobleme können tiefgreifende Auswirkungen auf das Leben der Patienten haben und erfordern daher eine umfassende Betrachtung und gezielte Forschungsanstrengungen.

Die Notwendigkeit weiterer Forschung in diesem Bereich ist entscheidend, um ein vollständiges Bild der psychologischen und sozialen Auswirkungen von Long COVID zu erfassen. Dies schließt die Entwicklung und Evaluierung von Unterstützungssystemen ein, die speziell darauf ausgelegt sind, den vielfältigen und komplexen Bedürfnissen der Betroffenen gerecht zu werden. Der Fokus liegt dabei nicht nur auf der direkten medizinischen Behandlung, sondern auch auf der Bereitstellung von psychologischer Beratung, sozialer Unterstützung und Rehabilitationsdiensten, die den Patienten helfen, ihre sozialen Rollen wieder einzunehmen und ihre Lebensqualität zu verbessern.

Um die psychologischen Effekte von Long COVID effektiv zu adressieren, ist es wichtig, interdisziplinäre Forschungsansätze zu verfolgen, die Experten aus der Psychologie, Sozialarbeit, Medizin und anderen relevanten Disziplinen einbeziehen. Solche Teams können umfassende Behandlungs- und Unterstützungspläne entwickeln, die auf die spezifischen psychosozialen Auswirkungen der Krankheit abgestimmt sind. Darüber hinaus können groß angelegte epidemiologische Studien wertvolle Daten liefern, die helfen, die Prävalenz und die Art der psychosozialen Probleme zu verstehen, die mit Long COVID verbunden sind.

Ein weiterer wichtiger Aspekt der Forschung sollte die Erhebung von Langzeitdaten sein, um die Dauer und den Verlauf der psychosozialen Auswirkungen zu verfolgen. Dies ist besonders relevant, da einige psychische Gesundheitsprobleme wie Depressionen oder Angststörungen sich erst mit der Zeit manifestieren können und chronisch werden.

Die Entwicklung effektiver Unterstützungssysteme und therapeutischer Interventionen, die speziell auf die Bedürfnisse von Long COVID-Patienten zugeschnitten sind, wird nicht nur die individuelle Bewältigung der Krankheit verbessern, sondern auch dazu beitragen, die allgemeinen Belastungen für Familien und die Gesellschaft zu verringern. Letztlich kann eine solche umfassende Forschung und die daraus resultierenden Maßnahmen dazu beitragen, das Gesundheitssystem resilienter und reaktionsfähiger in Bezug auf ähnliche Herausforderungen in der Zukunft zu machen.

Die Schließung dieser Forschungslücken ist entscheidend, um die vielen unbekannten Aspekte von Long COVID zu entschlüsseln und letztlich effektive Behandlungen und Unterstützung für die Millionen von Menschen zu entwickeln, die weltweit betroffen sind.

Herausforderungen und Ausblick

Long COVID präsentiert nicht nur erhebliche medizinische und gesundheitliche Herausforderungen, sondern wirkt sich auch auf gesellschaftliche und wirtschaftliche Ebenen aus. Die breiten und vielschichtigen Auswirkungen erfordern eine umfassende Betrachtung, um die vollen Konsequenzen der Erkrankung zu verstehen und geeignete Gegenmaßnahmen zu entwickeln.

Die gesellschaftlichen und wirtschaftlichen Herausforderungen, die durch Long COVID entstehen, sind vielschichtig und erfordern ein koordiniertes Vorgehen verschiedener Akteure wie Regierungen, Gesundheitsorganisationen und der Zivilgesellschaft. Long COVID führt zu einer anhaltenden Belastung der Gesundheitssysteme, da die Betroffenen oft langfristige medizinische Betreuung benötigen, was zu überlasteten Gesundheitseinrichtungen führen kann und Ressourcen von anderen wichtigen medizinischen Diensten abzieht. Darüber hinaus erfahren viele Menschen mit Long COVID aufgrund ihrer Symptome eine erhebliche Reduzierung ihrer sozialen Interaktionen. Die körperlichen Einschränkungen und die anhaltende Müdigkeit erschweren die Teilnahme am sozialen Leben, was zu Isolation und Einsamkeit führen kann.

Zusätzlich gibt es oft ein gesellschaftliches Unverständnis für die Komplexität und die Schwere der Erkrankung, was zu Stigmatisierung und einem Mangel an

Empathie führen kann. Dies kann die soziale Unterstützung, die für die Genesung so wichtig ist, weiter erschweren. Wirtschaftlich gesehen führt Long COVID zu erheblichen Arbeitsausfällen, da viele Betroffene nicht in der Lage sind, ihre Arbeit aufzunehmen. Dies verringert die Produktivität und führt zu erhöhten Arbeitsausfällen, was nicht nur die individuellen Karrieren und Einkommen betrifft, sondern auch Unternehmen und die Volkswirtschaft insgesamt belastet. Die Langzeitbehandlung von Long COVID erhöht zudem die Gesundheitskosten erheblich, was eine finanzielle Belastung für öffentliche und private Gesundheitssysteme darstellt.

Gegenmaßnahmen könnten flexible Arbeitsregelungen und Anpassungen am Arbeitsplatz umfassen, die helfen könnten, Betroffene wieder in den Arbeitsprozess zu integrieren. Solche Anpassungen könnten Arbeitszeitanpassungen, die Möglichkeit zum Homeoffice und spezielle Unterstützungen am Arbeitsplatz beinhalten. Des Weiteren könnte die Stärkung der sozialen Sicherheitsnetze durch spezielle Programme und Dienste, die auf die Bedürfnisse von Menschen mit Langzeitkrankheiten abgestimmt sind, finanzielle und psychologische Unterstützung für Betroffene bieten. Außerdem sind öffentliche Gesundheitskampagnen und Bildungsprogramme erforderlich, um das Bewusstsein und das Verständnis von Long COVID zu erhöhen und so dazu beitragen, die Stigmatisierung zu reduzieren und die gesellschaftliche Unterstützung zu verbessern.

Diese umfassenden Strategien sind wichtig, um die Auswirkungen von Long COVID zu mildern und die Belastungen, die die Krankheit auf Individuen und die Gesellschaft ausübt, zu verwalten. Nur durch ein umfassendes und gut abgestimmtes Vorgehen können wir hoffen, die vielfältigen Herausforderungen, die Long COVID stellt, effektiv anzugehen.

Die Prävention von Long COVID ist ein weiteres zentrales Anliegen in der öffentlichen Gesundheitspolitik, vor allem angesichts der potenziellen langfristigen Auswirkungen auf Individuen und Gesellschaften weltweit. Zukünftige Perspektiven in der Prävention umfassen eine Kombination aus Impfstrategien, frühzeitiger medizinischer Intervention und breiteren öffentlichen Gesundheitsmaßnahmen, die derzeit diskutiert und entwickelt werden.

Impfstrategien haben sich als wirksam erwiesen, indem Studien gezeigt haben, dass die COVID-19-Impfung das Risiko der Entwicklung von Long COVID reduzieren kann, selbst bei denen, die nach der Impfung eine Durchbruchinfektion erleiden. Die Aufrechterhaltung hoher Impfraten, einschließlich Auffrischimpfungen, ist entscheidend, um die Immunität in der Bevölkerung zu stärken und die Verbreitung des Virus zu begrenzen.

Die frühzeitige Identifikation und Behandlung von COVID-19, insbesondere bei Risikopatienten, kann dazu beitragen, das Fortschreiten zur schweren Erkrankung und möglicherweise zur Entwicklung von Long COVID zu verhindern. Die Implementierung von Systemen zur frühzeitigen Erkennung von COVID-19 und Long COVID-Symptomen kann helfen, schnell auf Ausbrüche zu reagieren und geeignete Behandlungen einzuleiten.

Die Förderung gesunder Lebensstile, einschließlich Ernährung, regelmäßiger körperlicher Aktivität und der Vermeidung von Risikoverhalten, kann das Immunsystem stärken und die allgemeine Gesundheit verbessern, was wiederum die Resilienz gegenüber COVID-19 und anderen viralen Erkrankungen erhöhen kann. Darüber hinaus kann die Bereitstellung von Ressourcen zur Bewältigung von Stress und zur Förderung der psychischen Gesundheit helfen, das Wohlbefinden zu verbessern und die Auswirkungen langfristiger Gesundheitsprobleme zu mindern.

Informationskampagnen sind wichtig, um die Öffentlichkeit über die Risiken und Präventionsstrategien von COVID-19 und Long COVID aufzuklären. Die Stärkung der Gesundheitsinfrastruktur zur Bewältigung von Pandemien, einschließlich der Verfügbarkeit von Testzentren, Behandlungseinrichtungen und spezialisierten Long COVID-Kliniken, ist ebenfalls von großer Bedeutung.

Kontinuierliche wissenschaftliche Forschung und internationale Zusammenarbeit sind essenziell, um die Ursachen, Mechanismen und wirksamen Präventionsstrategien von Long COVID zu untersuchen. Die Entwicklung neuer Technologien zur Verbesserung der Früherkennung und des Managements von COVID-19, wie innovative Testverfahren oder digitale Gesundheitstechnologien, spielen dabei eine wichtige Rolle.

Durch die Umsetzung dieser integrierten Strategie, die sowohl individuelle als auch öffentliche Gesundheitsinitiativen umfasst, können Gesundheitssysteme gestärkt und die gesellschaftliche sowie wirtschaftliche Belastung durch Long COVID verringert werden.

Trotz der Herausforderungen, die Long COVID darstellt, gibt es also ermutigende Fortschritte in der Behandlung und dem Verständnis dieser Zustände. Weltweit haben Forscher bedeutende Erkenntnisse über die Mechanismen und Auswirkungen der Erkrankung gewonnen, was zu gezielteren und effektiveren Behandlungsmethoden geführt hat. Die Verfügbarkeit und Wirksamkeit der COVID-19-Impfstoffe haben sich als entscheidend erwiesen, um die Schwere der Symptome zu reduzieren und das Risiko der Entwicklung von Long COVID zu verringern. Zudem verbessern interdisziplinäre Ansätze, die medizinische, physiotherapeutische und psychologische Unterstützung integrieren, kontinuierlich die Lebensqualität der Betroffenen. Dieser integrative Ansatz spiegelt eine wachsende Anerkennung und Anpassung der Gesundheitssysteme an die Bedürfnisse von Long COVID-Patienten wider und bietet Hoffnung für diejenigen, die mit den langfristigen Folgen dieser globalen Gesundheitskrise leben.